働く人のほんとうの健康法

世直し活動は健康にも最高

服部 真 著

学習の友社

〈目次〉

はじめに

健康の社会的要因と真の健康法に迫る旅

2017年に「健康格差」と題した本が2冊出版されました。マイケル・マーモットの『健康格差―不平等な世界への挑戦』（日本評論社）[1]と、NHKスペシャル取材班の『健康格差―あなたの寿命は社会が決める』（講談社新書）[2]です。

マーモットは、2005年からWHO（世界保健機関）「健康の社会的決定要因委員会」の委員長で、2014年に「社会的決定要因と健康格差に関する欧州報告」をまとめ、英国医師会長、世界医師会長を歴任した医師・疫学者です。私も一部の翻訳に協力したマーモットの「健康格差」には、彼が病気の原因の原因が社会格差であることにたどり着き、その改善が自分に与えられた使命であることを自覚するまでの旅が書かれています。旅を始めたきっかけは豪州での研修医時代で、「夫は酒ばかり飲んであたしを殴るし、息子はまた刑務所に入るし、十代の娘は妊娠しているし、あたしは泣いてばかりで、何もする気力がなくて、なかなか眠れません。生きる価値はあるのでしょうか。」と訴える女性に対して、精神科の指導医が薬を変更して診療を終わり、「ほかに私にできることはほとんどないよ」と言ったことでした。「ほかにできること」を探すため、彼は米国を経由し英国に移り、「健康の大部分は社会的要因で決まること、社会的不正義が大規模に人を殺していること」を確信し、医師や自治体・政府に対策として「できることはたくさんある、もっとうまく出来る」と活動する姿が描かれています。

ＮＨＫ取材班の「健康格差」は私が勤務する石川県の城北病院の取材から始まります。生活習慣病の代表である２型糖尿病患者の中で、若くして重症になり、合併症であるひどい歯周病・網膜症・腎症を発症している患者には貧困者や非正規労働者が多い事実と、病気の発症や悪化の原因が「単なる不摂生ではなく」、雇用や経済的理由から健康診断や治療が受けづらいなど「複数の問題がかかわっている」ことを示しています。その後、日本や世界で行われている打開策・処方箋や健康の自己責任に関する議論が紹介されています。

マーモットらWHO Europeによる健康の社会的決定要因に関する啓蒙書「SOCIAL DETERMINANTS OF HEALTH THE SOLID FACTS」が１９９８年に発刊され、２００４年の第２版[3]は日本語にも翻訳され、ネットで閲覧できます。

ＷＨＯが健康の社会的決定要因の改善を各国政府に呼びかけた時期、日本では逆に２００８年の特定健診制度（通称メタボ健診）など病気の原因と対策を社会的対策より個人の体型や生活習慣に求める動きが強まりました。私は日本の健康対策が自己責任・個人対策に傾くことに警告し、健康の社会的決定要因の重要さを知ってもらうため、２００８年に『メタボより怖い「メチャド」ってな〜に？』[4]と、保健師など医療従事者向けに２００９年にＰＨＮブックレット８『健康社会づくりの担い手になろう―特定健診・特定保健指導を乗り越えて』[5]を出版しました。死因の国際比較から日本ではメタボ対策より自殺（自死）対策が重要であることと、その原因が社会的要因であることを紹介し、不健康習慣の原因には労働要因（長時間労働、不規則勤務、雇用格差、職場ストレス）があり、自殺予防にもメタボ対策にも、労働要因などに対する社会的対策が重要であると指摘しました。メタボ健診は10年を経過しましたが、多くの予算と人員を投下したにもかかわらず、私たちが予想したとおりメタボは減少していません。

規制緩和と自己責任により派遣労働や運送業など広範囲の規制が緩和され、格差拡大や過労死・過労自死や過労による事故の多発につながりました。その後、東京電力福島第一原子力発電所の事故、過労死・過労自死やバス・トラックなどの事故多発を受けて規制緩和の行き過ぎが認識され、再び安全のための規制や労働時間の規制を強める動きが出てきました。２０１５年にカナダ家庭医協会が「医師のためのベストアドバイス　健康の社会的決定要因」（日本ＨＰＨネットワーク訳、https://www.hphnet.jp/whats-new/1807/）を発行し、日本でも日本プライマリ・ケア連合学会が「健康格差に対する見解と行動指針」を策定し、医学教育モデル・コア・カリキュラムの学修目標にも「健康の社会的決定要因を概説できる事」が加わり、今後、医師を通じて国民にも健康の社会的要因に対する認識が広まることが期待されます。

サン＝テグジュペリのLePetit Prince「星の王子さま」（岩波文庫）に「心で見なくちゃ、ものごとはよく見えないってことさ。かんじんなことは、目には見えないんだよ」という名言があります。病気や健康の真の原因についても同じです。病気を予防して人々を健康にするために、病気を増やしたり減らしたりする原因を調べる学問を疫学（えきがく）と言います。読み方は同じでも「当たらぬも八卦」の易学ではありません。疫学は目に見えない病気の真の原因を心で見えるようにするための科学で、冒頭に紹介したマーモットも、疫学研究を通して病気の原因の原因である社会的要因に迫りました。日本疫学会のホームページ（http://jeaweb.jp/activities/about_epi-research.htm.）に一般の方向け疫学紹介スライドショーが紹介されています。関心がある方はご覧下さい。

疫学研究の結果では「有意」という言葉が出てきますが、疫学や統計学では大切な言葉で、研究や調査で偶然の変動より大きな差や変化が認められた時に「有意な差や変化がある」と表現します。ただし、一つの研究で有意な変化が認められても、それで直ちに一般的な真実とはなりません。様々な集団で研究が行われ、その大勢が同じように有意な変化がある場合に、一般的な真実と認めましょうと判断します。また、聞き慣れない言葉に

「オッズ比」というのも出てきます。厳密に説明するのは長くなりますが、ある集団の病気や死亡が他の集団に比べて何倍多いかを示す指標の一つです。事故や病気が発生する確率を「リスク」と言い、オッズ比が1を超えて有意ならリスクが高い、1未満で有意ならリスクが低いと判断します。

マーモットには及びませんが、皆さんと一緒に、疫学を使って心で健康を見ていきましょう。健康の社会的要因とその解決策、真の健康法に迫る旅に出たいと思います。私が近年執筆した以下の著作、月刊「学習の友」２０１７年の連載「働くあなたの健康法」[6]、「月刊保団連」２０１７年12月号の特集「不健康の社会的要因と責任の所在」の「労働者を取り巻く不健康の社会的要因」[7]、雑誌「地域保健」２０１７年7月号特集「自治体のストレスチェック制度と保健師の役割」の概論「ストレスチェック制度を活用した職場改善」[8]を基にしていますが、大幅に加筆しています。

「働く人」には賃金労働者だけではなく、自営業や主婦（家事や育児労働者）、ボランティアなど社会的活動を行っているすべての人々とその家族を念頭に置きます。２０１８年3月に発行された労働安全衛生マネジメントシステムの国際規格ＩＳＯ４５００１も、自営業やボランティアを働く人に含めています。

1

経済格差といのちの格差

1　人生90年から100年時代、少子・未婚成人社会へ

まず、日本人の健康状況を概観してみましょう。２０１７年の日本人の平均寿命（０歳平均余命）は男性81・1歳、女性87・3歳（厚生労働省第22回生命表）で香港に次ぐ世界第2位で、人口1億人を超える国ではダントツの1位です。また、半数が死亡する年齢（死亡中位数）は男性83・8歳、女性89・8歳で、現在65歳の男性の1／4、女性の半数が90歳まで生きるとされ、人生90年時代に突入していますし、１００歳もまれではありません。内閣府の高齢社会白書[9]の将来推計では、２０５０年には平均寿命は男性84・0歳、

図1　高齢化の推移と将来推計

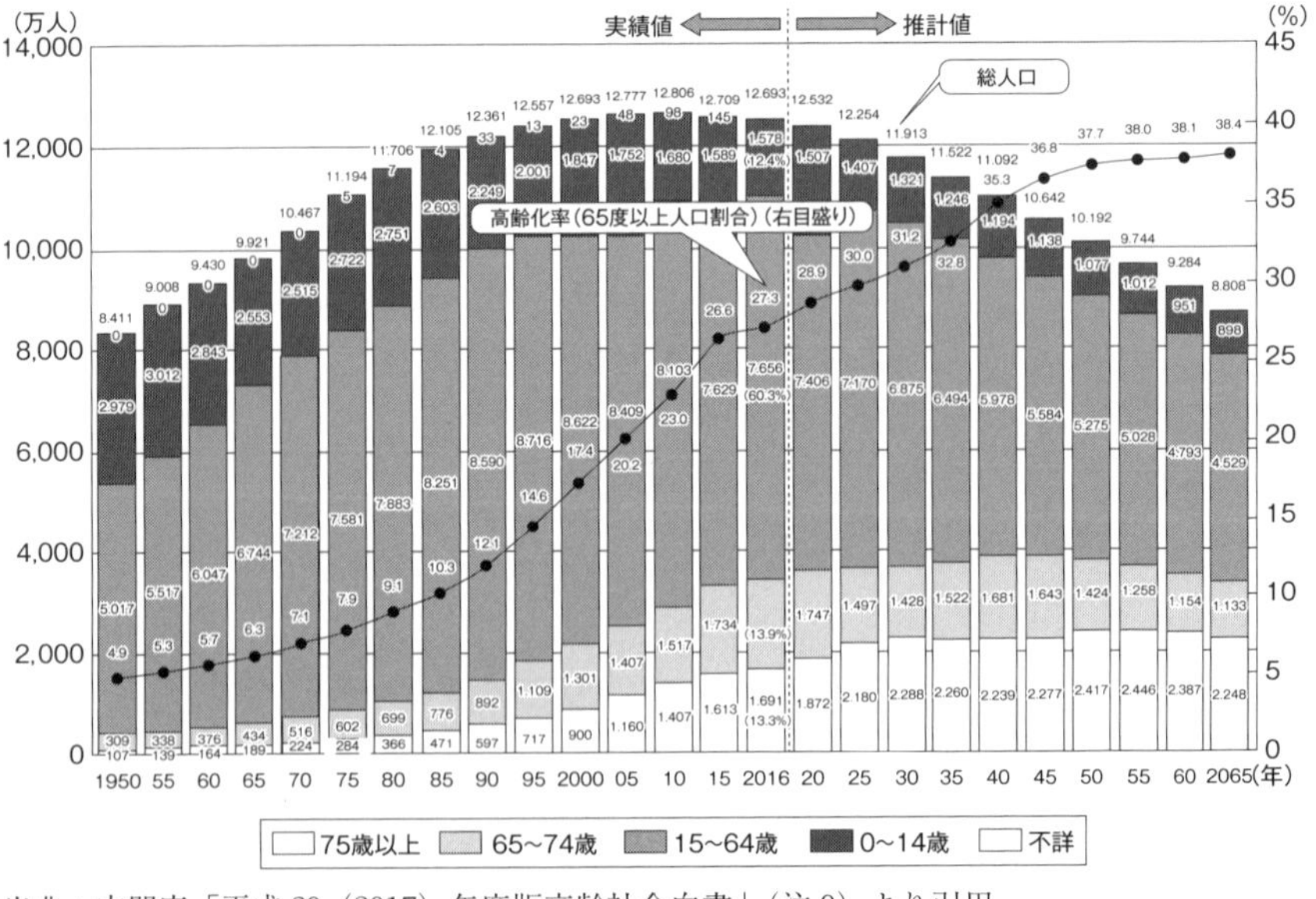

出典：内閣府「平成29（2017）年度版高齢社会白書」（注9）より引用

図２　完結出生児数の推移

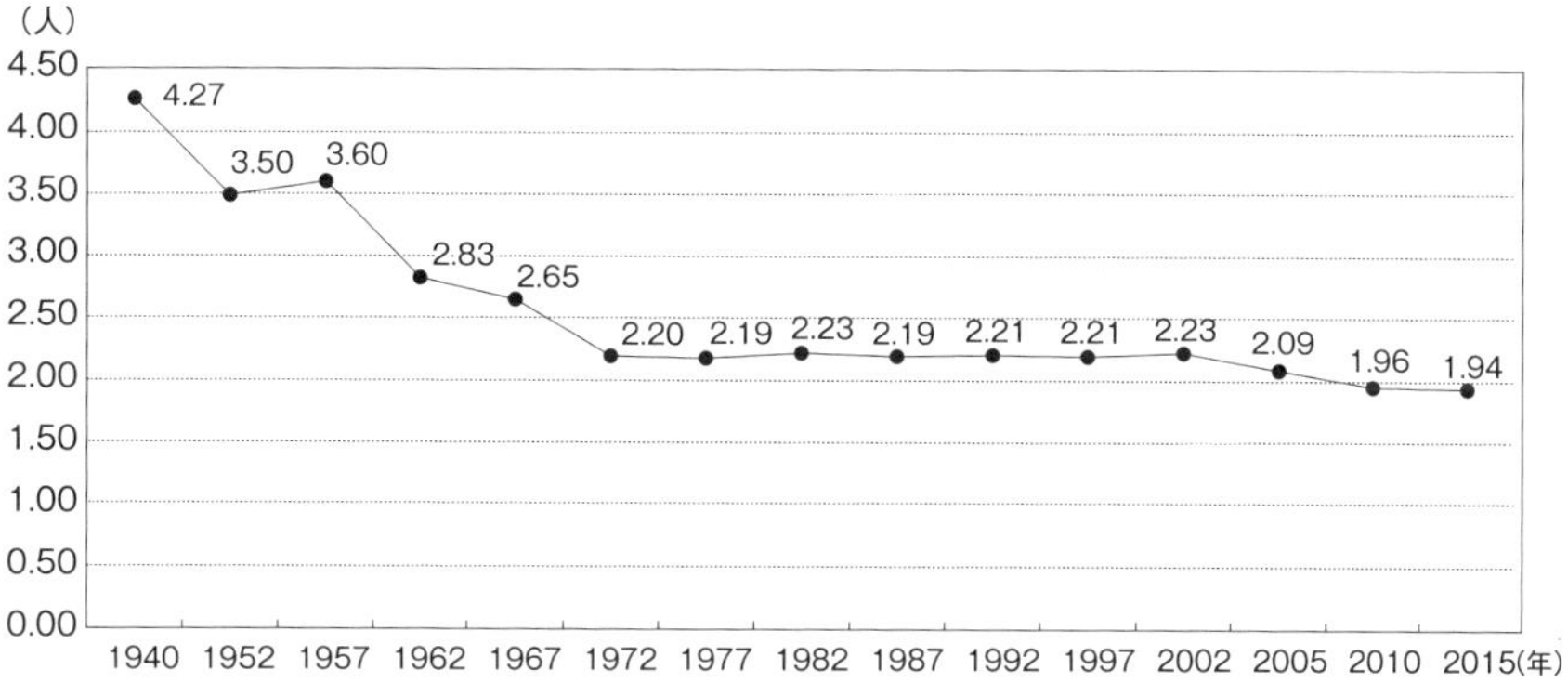

注）対象は結婚持続期間 15 ～ 19 年の初婚どうしの夫婦（出生子供数不詳を除く）。横軸の年は調査を実施した年である

資料：国立社会保障・人口問題研究所「第 15 回出生動向基本調査（夫婦調査）」（2015 年）

出典：内閣府（2017）「平成 29 年度　少子化の状況及び少子化への対処施策の概況（少子化社会対策白書）」（注 10）より引用

女性90・4歳になり、65歳以上の割合が37・7%になるそうです（図１）。健康寿命（健康で自立して暮らすことの出来る期間）も２０１５年男女平均74・9歳で、国際比較では２位を１歳以上引き離して世界１位です。

　しかし、平均寿命との差は男性が約９年、女性約12年で、死ぬまでに自立して暮らせない約10年が個人的にも社会的にも大きな問題になっています。

　公式文書で証明された１１０歳以上（スーパーセンテナリアン）の人は世界にたった40人程度（その半数が東洋人女性）で、現状ではどんなに健康に良い暮らしをしても１１０歳位までに事故か病気か老衰で死ぬことから免れる方法はありません。

　これからお話しする健康法は病気や死をある程度先延ばしすることは出来ますが、病気

図３　50歳時の未婚割合の推移と将来推計

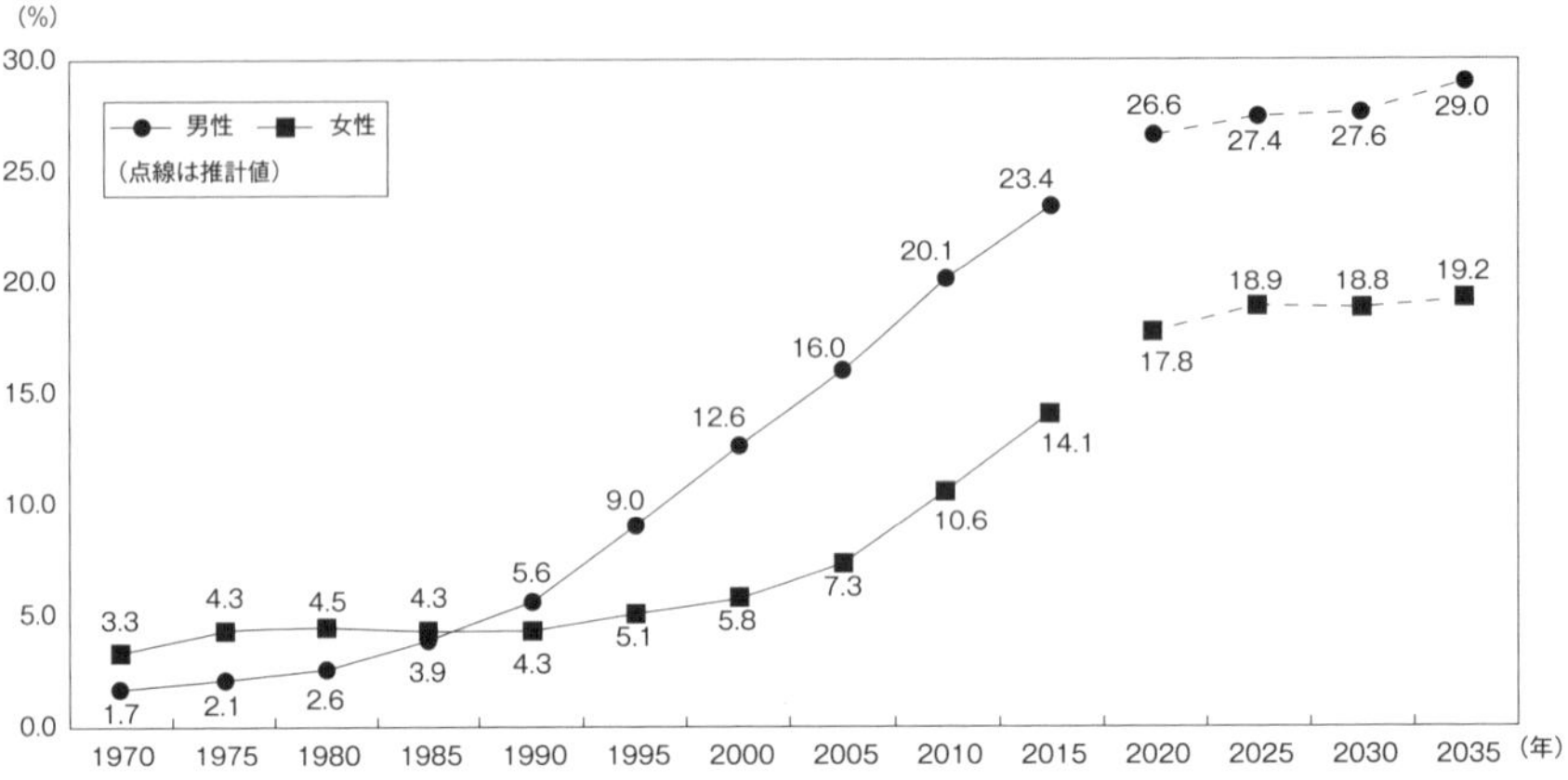

資料：1970年から2015年までは各年の国勢調査に基づく実績値（国立社会保障・人口問題研究所「人口統計資料集2017」)、2020年以降は推計値（「日本の世帯数の将来推計（全国推計2013年1月推計)」）であり、2010年の 国勢調査を基に推計を行ったもの。
注）45～49歳の未婚率と50～54歳の未婚率の平均である。
出典：引用は図２と同じ

にかからない、死なない健康法はないと覚悟してください。

一方で、少子化と未婚成人の増加が深刻です。夫婦で生む子どもが平均２人を切り（**図２**）、50歳以上の未婚者が２０３５年には男性の約３割、女性の約２割に達すると予測されています。未婚や少子化の原因は多様ですが、次に紹介する若者の貧困が大きな原因であることは間違いありません。

2　日本社会の貧困化と格差拡大

生涯雇用と完全雇用（低失業率）による総中流社会と医療皆保険制度を柱にした日本の社会保障が崩壊して来ています。社会保障制度の未熟さや欠陥、引き下げも原因ですが、主な原因は企業がかつて担っていた現在と未来の労働者を育てる社会的責任（ＣＳＲ）を放棄し、労働者を使い捨てる政策に転換したことにあります。

人件費削減に加えて法人税引き下げと世界的にも低い企業の社会保険料負担で得た利益の大半は、国内での投資や消費に回る事なく、海外への投資と利益余剰金（内部留保）に回され、国内経済には全く活かされていません。資本金1億円以上の企業利益余剰金は２００８年の約２２０兆円から２０１７年の約３２０兆円へ９年で約１００兆円も増えています。にもかかわらず経営陣の経営判断・経営管理の失敗でシャープ・東芝・三菱自動車など日本を代表する大企業が事実上経営破綻しました。

醍醐聰東大名誉教授は、低所得者に強い負担を強いる消費税増税の代わりに、不当に蓄えられ経済に貢献していない利益余剰金への課税を提言しています（『文化連情報』２０１７年10月号、12月号、18年2月号）。

２０１７年3月の（公社）経済同友会の提言「子どもの貧困・機会格差の根本的な解決に向けて――未来への投資による真の総活躍社会の実現――」[11]は、日本における格差拡大と特に子どもの貧困について以下のように指摘しています。

「日本の子どもの貧困率は１９８０年代から上昇傾向にあり、２０１２年には16・3％と、実に6人に1人の子どもが相対的貧困にある。２００９年において15・7％と高い数値を示しており、この時点でＯＥＣＤ（経済協力開発機構）加盟34カ国の中で10番目に高

図４　貧困率の年次推移

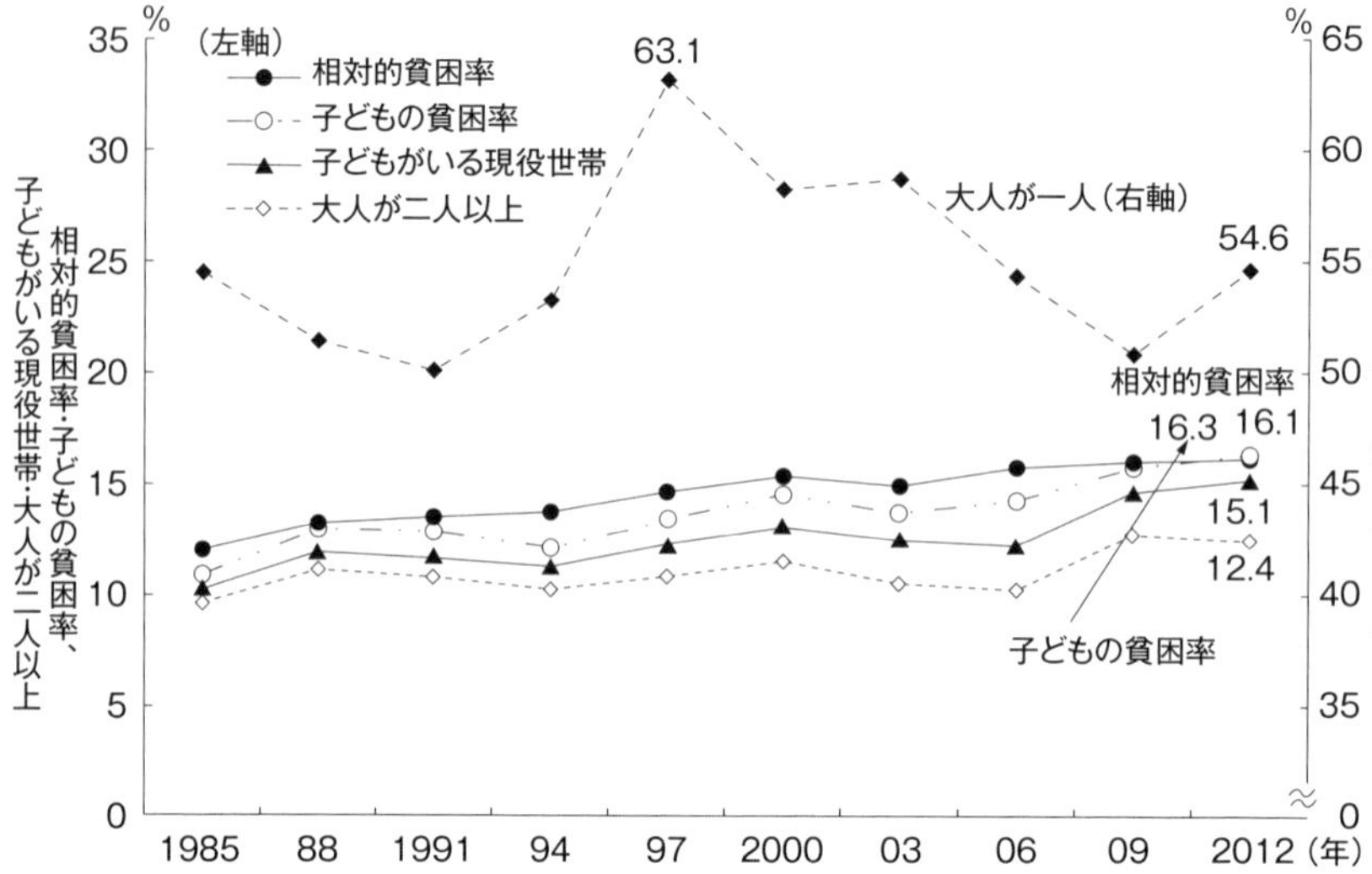

出典：厚生労働省（2014）「平成 25 年国民生活基礎調査 結果の概況」（注 12）より引用

い水準であった。こうした世帯で育つ子どもは、学習や進学の機会のみならず、食事や医療等の面でも不利な状況に置かれており、この状態が世代間で連鎖することも指摘されている。子どもの貧困を放置することは、国全体での所得減少、税・社会保険料収入の減少、社会保障給付の増加といった社会的損失を招くとともに、社会の停滞や人的資源の不足など、社会と企業の持続的成長にも大きな影響を与える。その意味で、子どもの貧困対策は社会福祉だけでなく、将来的な出生率の向上に寄与し、社会と企業に直接かかわる「未来への投資」と言える。」

更に付け加えれば、２０１５年の一人親の子どもの相対的貧困率は51％で、ＯＥＣＤで最も高い貧困率です。

上記提言は、国民・国・地方自治体・企業

図５　非正規雇用者は雇用労働者の約４割に増加
正規雇用と非正規雇用労働者の推移

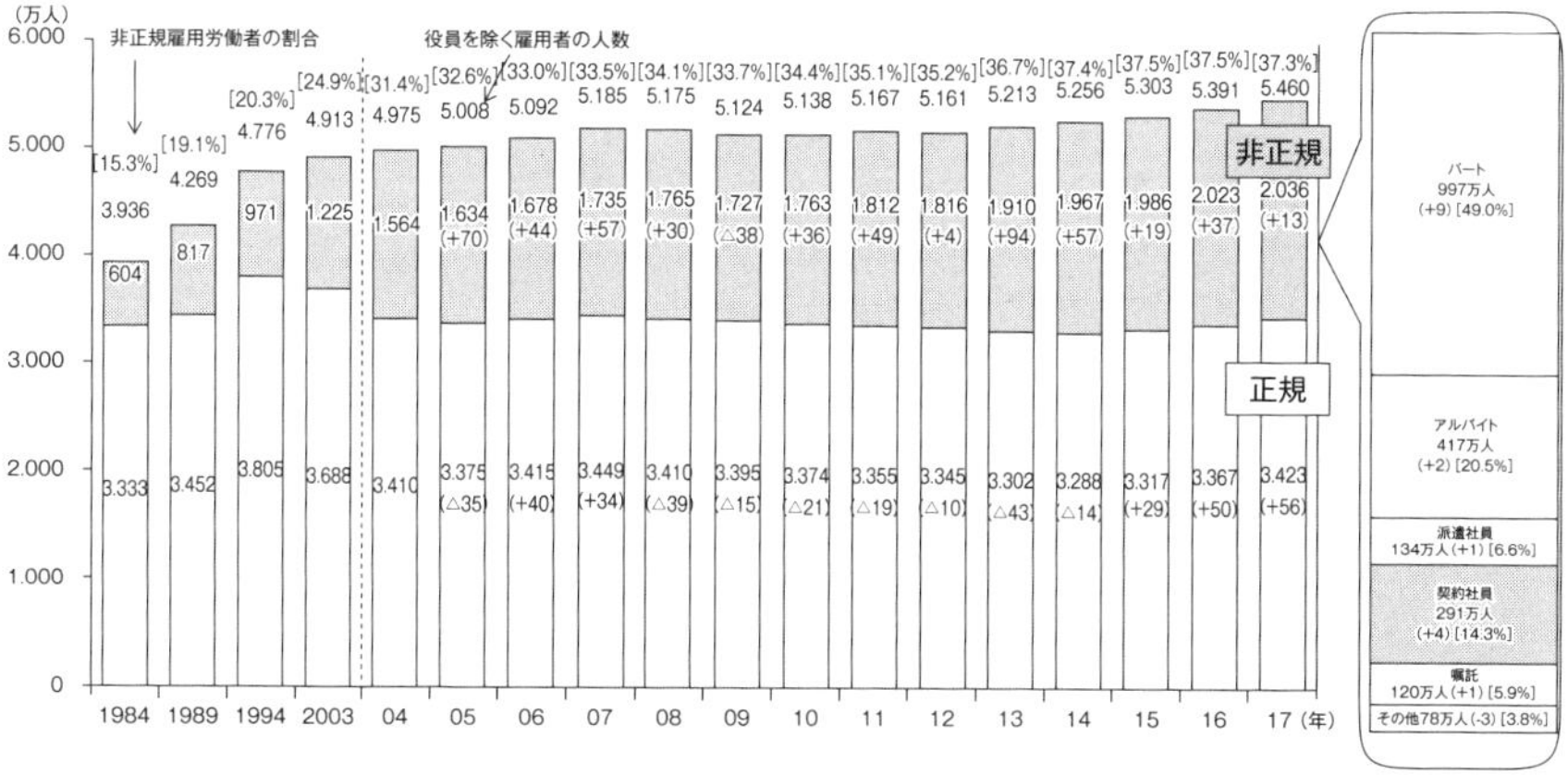

○ 非正規雇用労働者は、1994 年から以降現在まで緩やかに増加しています（役員を除く雇用者全体の37.3%・2017 年平均）。
○ 正規雇用労働者は、2014 年までの間に緩やかに減少していましたが 2015 年については８年ぶりに増加に転じ、３年連続で増加しています。
出典：厚生労働省の資料「「非正規雇用」の現状と課題」より引用

が共通認識すべき事項として、以下のような提言を行っています。
「・全ての子どもは、公平・公正な支援を受ける権利を有している。
・子どもへの投資は、将来への効果が高い社会保障である。
・教育こそが貧困の連鎖を断ち切る鍵である。
・子どもへの支援は金銭的支援のみでは不充分であり、精神的自立を促し、社会人として必要な情緒を向上させるサポートが不可欠である。
・子どもへの支援は社会全体で担い、社会の構成員がそれぞれの経済力に応じて負担しなければならない。
・子どもと若年層に焦点を当てた所得再分配機能を再構築する。

図６　フルタイム労働者に対するパートタイム労働者の賃金水準

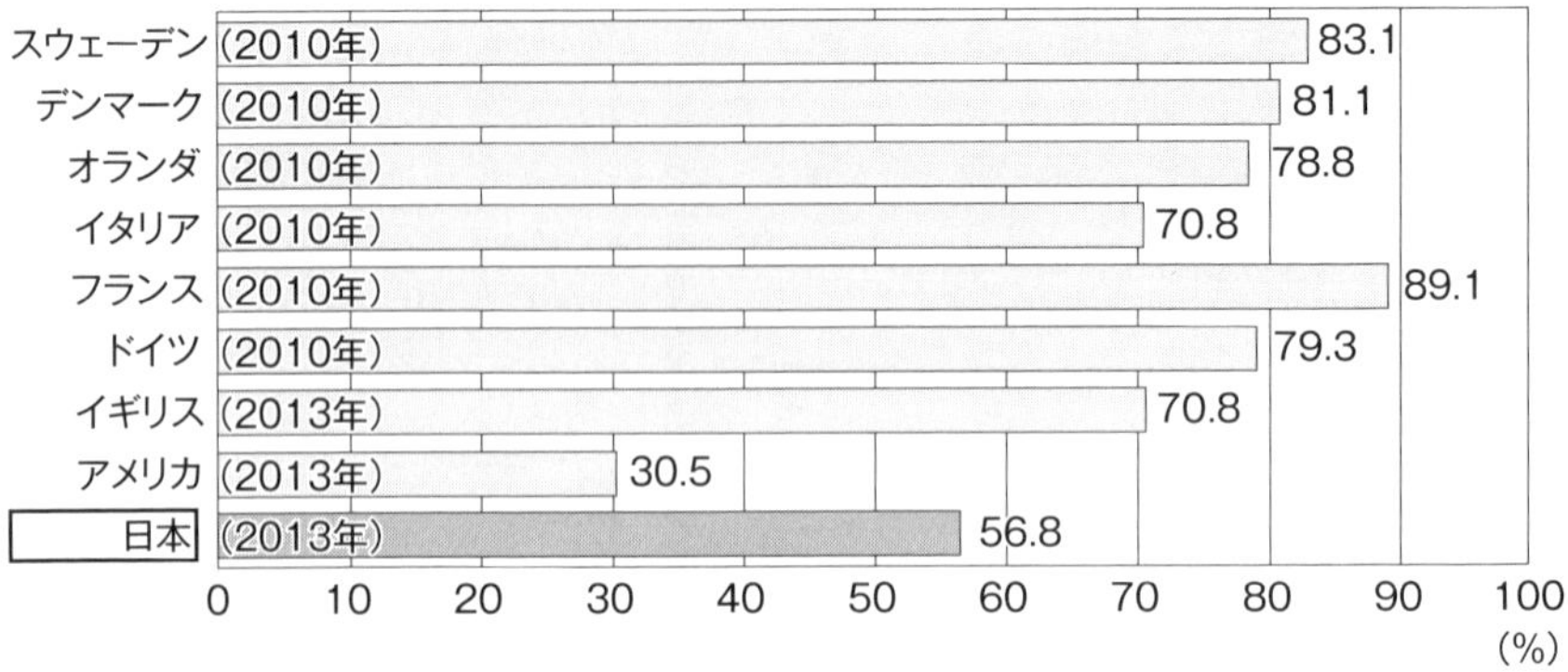

日本：非農林漁業計，企業規模 10 人以上，時間当たり賃金（所定内給与）
アメリカ：産業計，16 歳以上フルタイム労働者の週当たり賃金の中央値
イギリス：産業計・全職種（自営業を除く）の 1% を対象とするサンプル調査，時間当たり賃金（残業代を除く）
欧州（イギリスを除く）：産業計（行政，防衛，義務的社会保障分野は選択制），企業規模 10 人以上，時間当たり賃金（残業代を含む）
出典：独立行政法人労働政策研究・研修機構「データブック国際労働比較 2015」のデータを（注 11）より引用

・個々人の能力発揮や向上を図り、多様な働き方が可能な社会を実現する。」

相対的貧困増加の原因は、１９９５年に当時の日経連が「新時代の日本的経営」で管理職・総合職・技術基幹職以外の専門職・技能職・事務職・営業職などその他の多くを有期雇用とする方針を打ち出し、２００１年（～06年）の小泉内閣で「聖域なき構造改革」が推進され、失業・非正規雇用・派遣労働・請負（偽装請負）が急速に拡大したことです。働き盛り世代の収入減と無職・無保険者の増加が大きな問題で、一番の被害者は子どもや未来の子どもです。

具体的には、**図5**のように非正規雇用は被雇用者の約4割に増え、日本ではＥＵ諸国と異なり、非正規雇用では正規労働者の賃金水準の6割以下に抑えられている（**図6**）ため

図７　ワーキングプアの増加
年収200万円以下の給与所得者数と割合

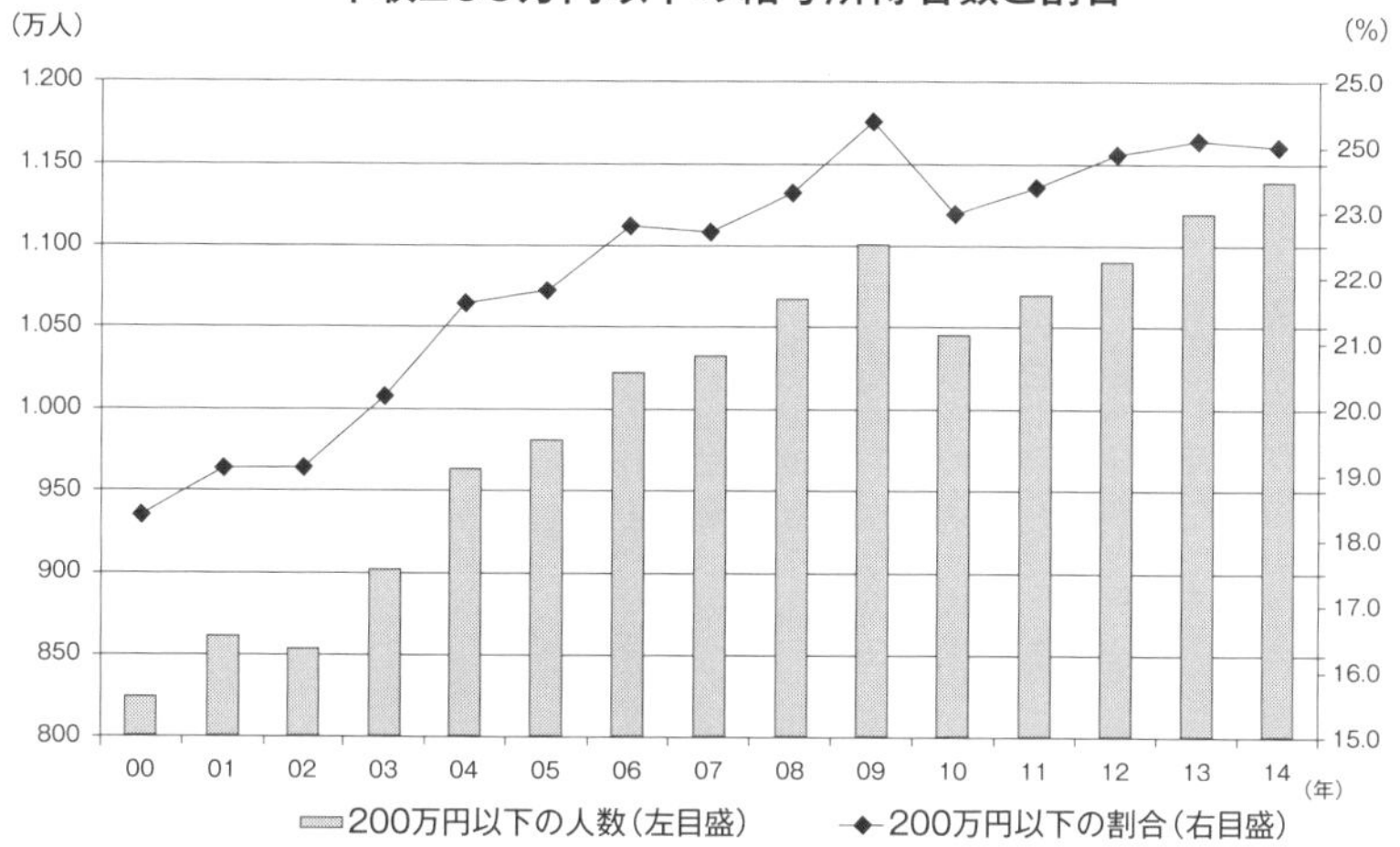

参考：国税庁「民間給与実態統計調査—調査結果報告—」
出典：公務公共サービス労働組合協議会（http://www.komu-rokyo.jp/campaign/data/index）より引用

にフルタイムで働いても収入が低下し、年収200万円未満のワーキングプアは給与所得者の約1／4に達しています（**図7**）。特に、20歳代では半数以上がワーキングプアです。これでは健康的な生活や結婚し次世代を育てることはきわめて困難です。

3　貧困と低学歴・低収入の悪循環

日本は世界の中でも早くから初等中等教育を義務化し、ほぼ100％の国民が読み書き算数が出来る国となり、戦後の高度成長を支える労働力となりました。しかし、所得格差の拡大とともに学歴格差も拡大しつつあり、**図8**のように世帯所得と子の学力の間に歴然とした相関が見られます。

図８　家庭所得別の平均正答率（小学６年生）

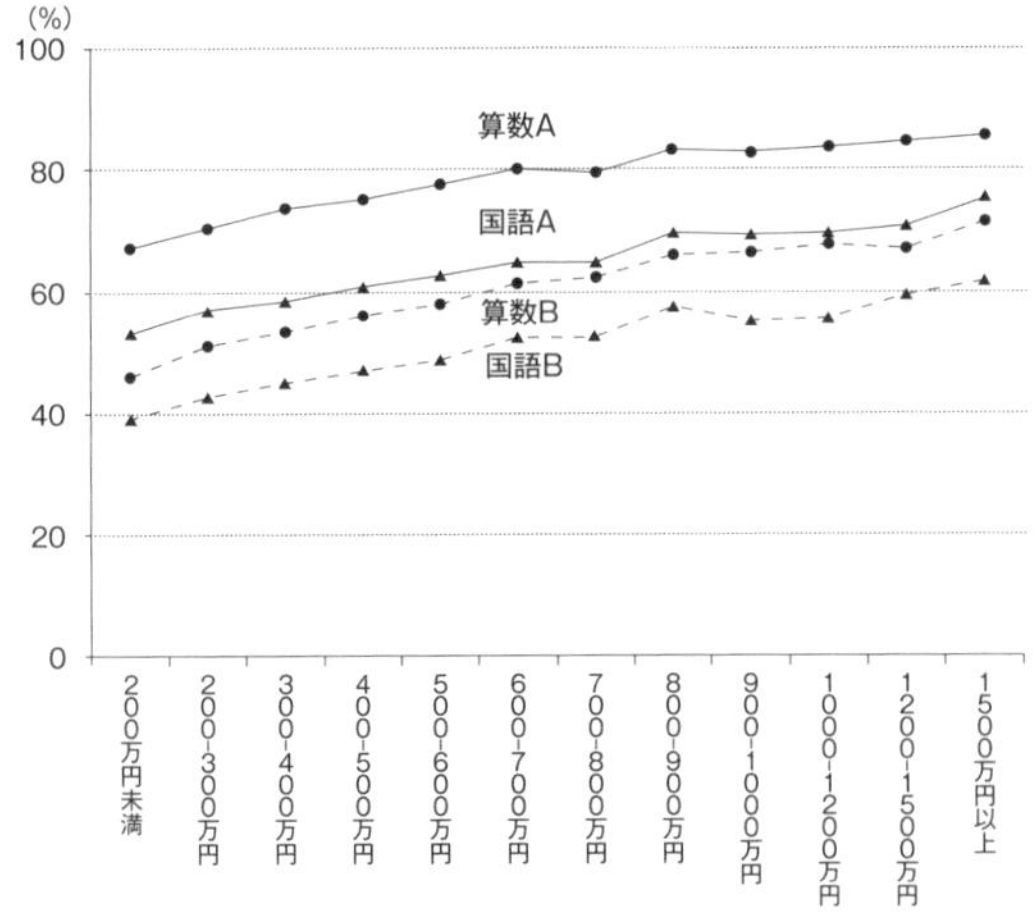

注）「平成25（2013）年度全国学力・学習状況調査」（全国学力テスト）の追加調査として行われた「保護者に対する調査」の結果。お茶の水女子大学のグループ（代表：耳塚寛明副学長）による分析

出典：（http://benesse.jp/kyouiku/201405/20140507-1.html）より引用

ハーバード大学では学生の親世帯の平均年収45万ドル（約５４００万円）は米国年収トップ１％の世帯平均年収約37万ドル（約４３００万円）を超え、世帯年収が８００万円以下なら学費が免除されます。日本でも、東京大学学生の親世帯の平均年収１２００万円は、日本の年収トップ１％の世帯平均年収１３００万円とほぼ同等です。社会格差が大きい国では親の所得が学歴に強く影響する事を示しています。

日本や米国では、低所得→低学力→低学歴→単純労働・有害労働・不安定雇用→低所得の悪循環が存在します。**図９**のように学歴による年収格差は歴然です。社会格差が大きく貧困による問題が深刻な国では、親が高収入であるほど子が高学歴、親が低収入であるほど子が低学歴になる傾向があり、貧困が再生

図9　学歴別年収

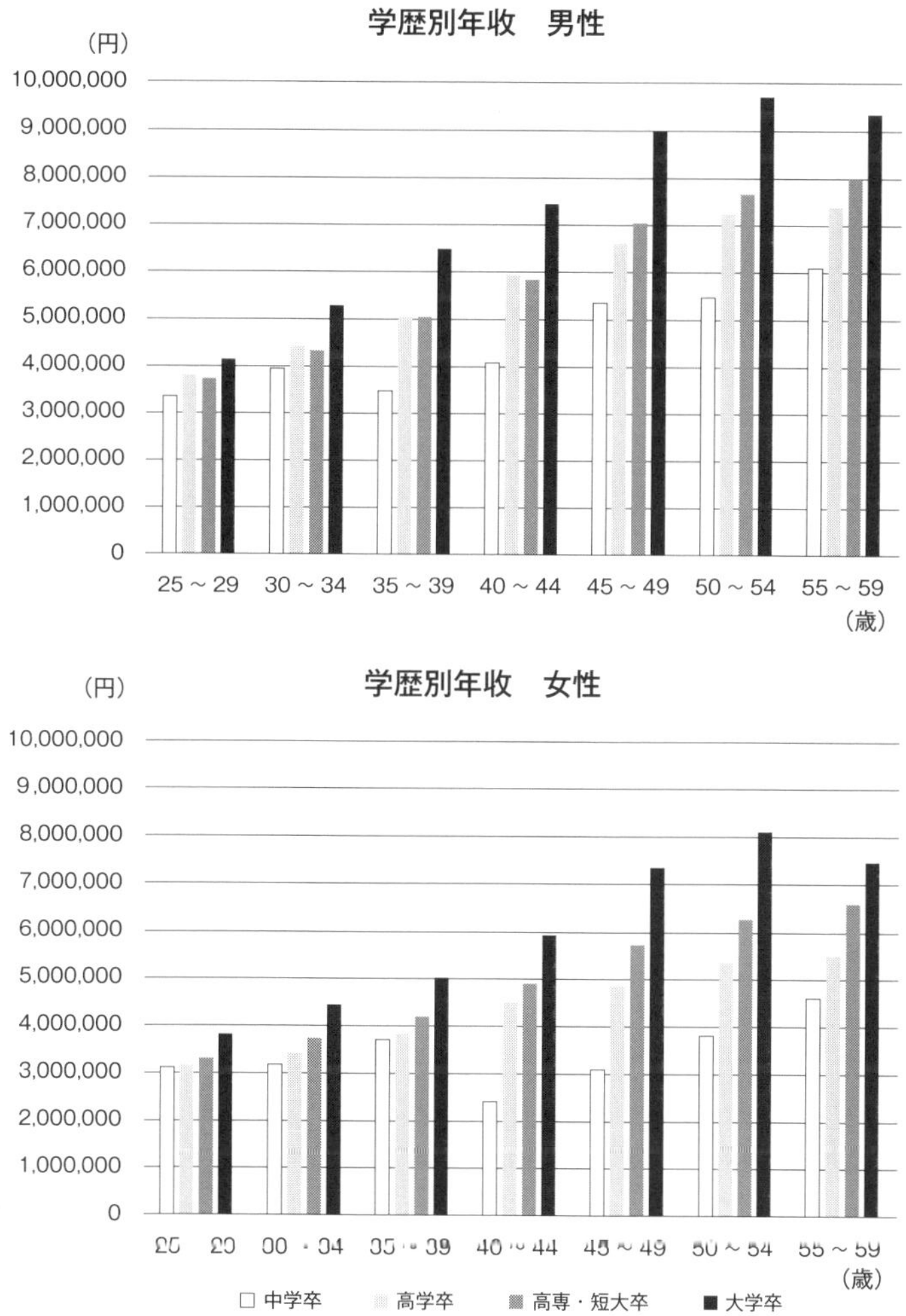

注）学歴別の年収比較。年収にはボーナスを含む。残業代など超過勤務による給与は含まず
出典：厚生労働省「平成28年（2016）賃金構造基本統計調査」
日経電子・マネー研究所「『学歴なんか関係ない』の真実　生涯賃金こんなに違う」（https://style.nikkei.com/article/DGXMZO15805150X20C17A4000000?page=2）より引用

産されています。

世帯所得と子の学力との相関は全ての国で見られますが、国により世帯所得による学歴の差には大きな違いがあります。フィンランドなどの北欧諸国のように所得による学歴差が小さい国は、米国やスロバキアなど所得による学歴差が大きい国より、乳児死亡率が低く健康余命が長く健康であるうえに、国民一人あたりの生産性や経済成長率が高く、社会が元気で幸福度も高い傾向があります。どの国のどの世帯に生まれてくるかを決められない子どもたちに貧困と低学歴の悪循環を押しつけることは〝自己責任〟ではなく、自由主義社会でも許されることではありません。若い世代の所得格差と子どもの学力・学歴格差を減らす対策は、健康を害したあとの医療の充実以上に、健康で豊かな社会をつくる対策になります。

4 寿命は病気の有無以上に社会的格差で決まる

生活習慣病の代表である高血圧や糖尿病などや、不健康習慣の代表である喫煙習慣などの依存症は病気とされていますが、よほど重症になるか合併症を併発しないかぎり、つらくて働けなくなる事はありませんし、高血圧でも糖尿病でも喫煙していても100歳まで生きる人も大勢います。しかし、だからといって「そんなの関係ない」とは言えません。疫学の出番です。

疫学では多人数の集団を詳細に観察し、あるいは長年追跡して病気の発生や死亡を調べるのですが、健康の指標として最も正確に把握できる「死亡」を用いる事が多いです。死ななければ問題にしないと言う意味ではなく、死亡に確実な差があればそれは大問題として対策を立てる根拠にしましょうと言う意味です。

病気の人の40歳平均余命（40歳以降生きる年数）が、病気を持たない健康な人よりどれだけ短縮するかを調べた研究があります。滋賀医科大学上島弘嗣特任教授らによる「NIPPON DATA80/90」という日本人の大規模追跡研究の結果[13]では、病気による平均余命の短縮は、高血圧が男性2・2歳、女性2・9歳、糖尿病が男性8・8歳、女性6・6歳、喫煙が男性3・5歳、女性2・2歳でした。皆さんはこの結果をどう受け止めますか。糖尿病の影響は大きいが、高血圧はたいしたことはないと思うでしょうか？ 2歳でも長生きできるなら血圧の治療を続けようと思うでしょうか？ リスクの受け止めと対応は人それぞれと思います。今の日本では、この差を縮めるために「健診を受けましょう、生活を改善しましょう、必要なら治療を続けましょう」と様々な啓蒙や指導が行われています。

1950年から追跡している広島・長崎の研究[14]では、喫煙による寿命短縮が男性8歳、

図10　国別経済力と平均寿命の関連（2010年）

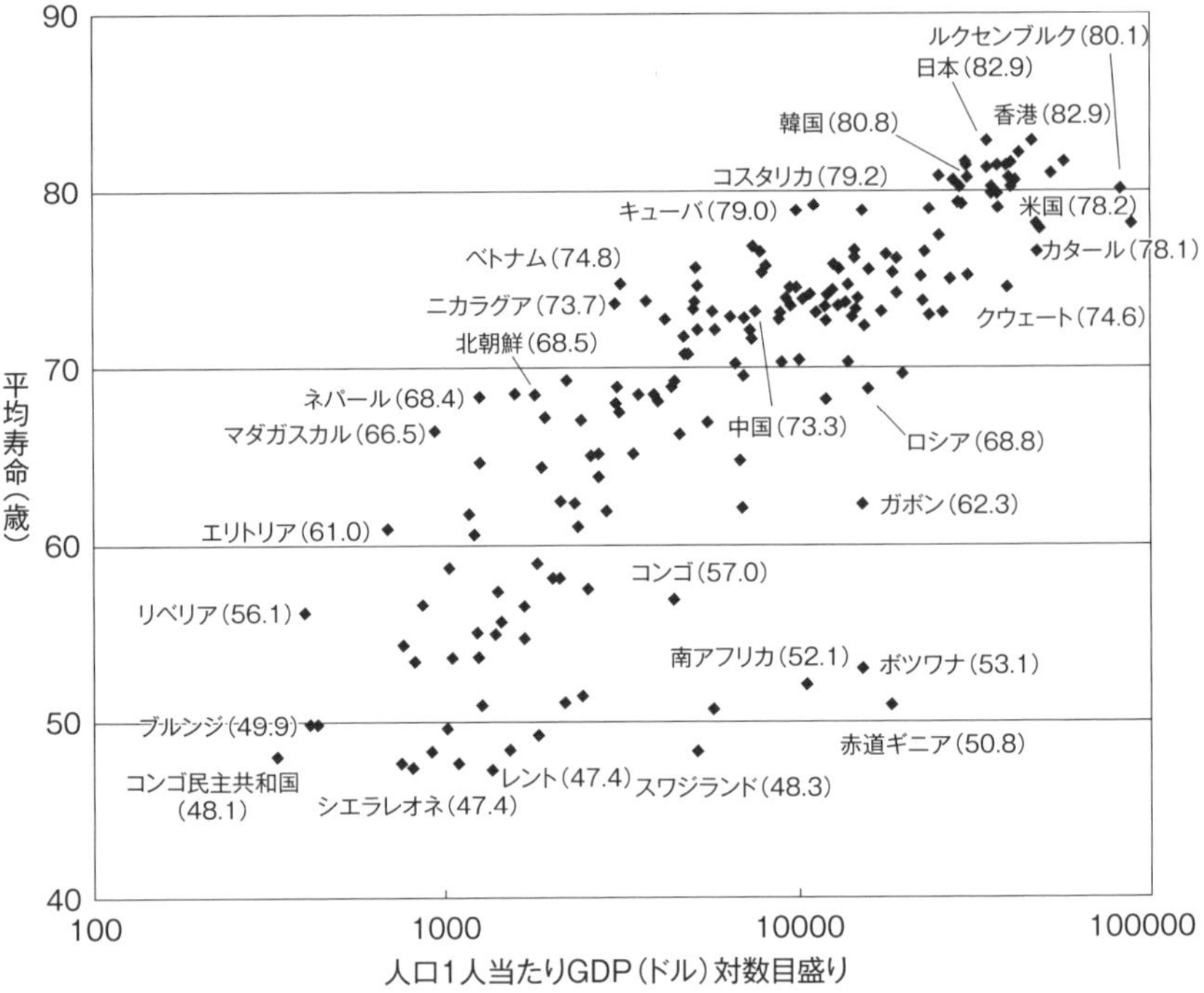

出典：社会実情データ図解（http://www2.ttcn.ne.jp/honkawa/1620.html）より引用

女性10歳という結果もあります。喫煙は本人だけでなく受動喫煙によるまわりの人への健康影響もあるので、社会的な対策の優先度は高くなります。

一方、病気の有無以上に寿命の格差が大きいのは、国や収入や職業などの社会的な違いです。**図10**は国別の平均寿命と経済力（国民1人あたりGDPの対数）の関係を示しています。大きく見て経済力が低いと寿命が短く、経済力が豊かだと寿命も長く、日本と最貧国（シエラレオネ）の間には35歳以上の寿命差があります。病気の有無どころの差ではありません。よく見ると、経済力が高くなると日本を頂点に、それ以上経済力が高くなっても寿命は延びない事も分かります。同じ国の中でも、収入、学歴や職業、社会変動の寿命への影響は病気以上に大きいです。

収入による平均余命の格差は10年以上あります。米国では約1億人を1999年から2014年までの約14年間追跡した調査で、収入上位1％と下位1％の平均寿命の差は男性14・6年、女性10・1年あり、しかもこの間、収入上位5％の平均寿命が男性2・3年、女性2・9年伸びたのに対して、収入下位5％の平均寿命はほとんど延びていません。[15] 東亜日報（http://japanese.donga.com/List/3/all/27/423085/1）によれば、韓国の約100万人の追跡調査では、所得水準が上位20％と下位20％の平均寿命の差は男性9・1年、女性3・6年でした。

英国では**図11**のように専門職と非熟練労働者の男性の平均寿命の格差は約7年で、非正規や失業で病気が倍増することが分かっています。[3] 学歴による差は、エストニアでは25歳まで高等教育（大学院）を受けた集団と義務教育のみの集団の平均寿命の格差は男性13歳、女性9歳です。[16] 政治変動による混乱での寿命短縮も顕著で、ソビエト連邦崩壊後のロシアでは男性の平均寿命が数年で7・2年短縮し、最近やっとソビエト時代のレベルに戻りましたが、OECD諸国の平均より男性では10歳以上下回っています。

日本の国内でも、公務員や大企業従業員（その退職者）が多く生活保護率が低い東京や

図 11　職業層別平均寿命（England and Wales, 1997-1999）

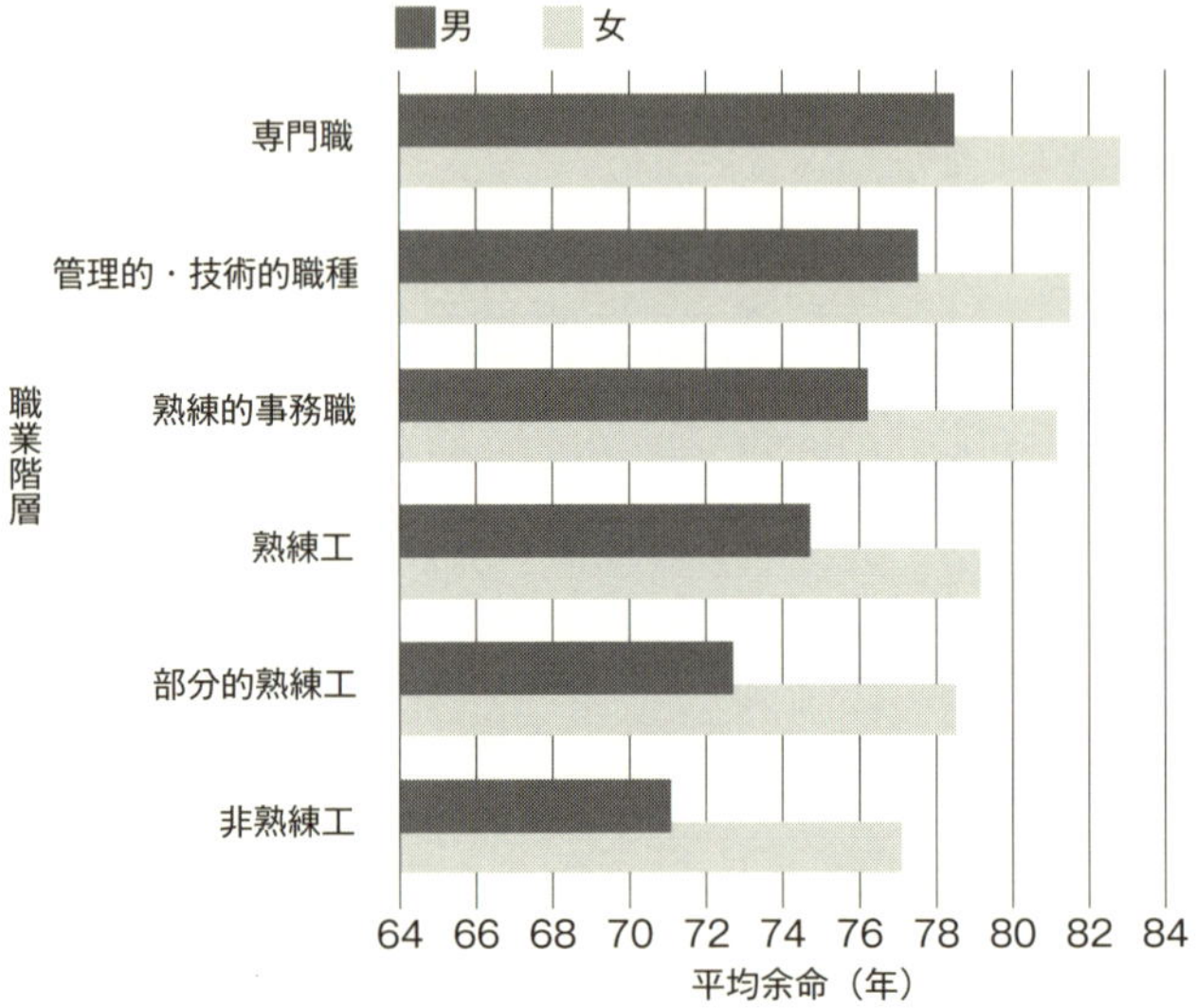

出典：「健康の社会的決定要因　確かな事実の探求　第二版」（注 3）より引用

横浜の山の手と、日雇い労働者が多く生活保護率が高い大阪の西成区との平均寿命の格差は約8年あります。中高年の死亡率にも大きな職業差があります。小林廉毅東京大学教授らの研究[17]によれば、2010年男性の職業による中年期の相対的標準化死亡率格差は、製造技術者を1として、事務職は0・8で低く、サービス業（介護・美理容・調理・接客など）3・7、漁業3・6、農業3・1、管理職3・0、専門職1・7、運輸業1・6が高く、事務職とサービス業の死亡率格差は4・4倍です。この格差は1980年以降拡大していますが、1995年以降は自殺の増加が職業格差拡大の最大の原因です。

また、全住民を100とした標準化死亡比（SMR、大きいほど死亡しやすい）を企業規模別に比較すると（2008年日本産業衛生学会の発表資料から著者が算出)、全死因SMRは自営業者86、中小企業(神奈川県900社)45、大企業健保41です。また、がんSMRはそれぞれ95、58、28です。企業規模によっても働き盛り死亡率に大きな差があります。

職業や企業規模による極めて大きい健康格差の原因は第一に労働環境や職場ストレスなどの労働要因ですが、加えて健診受診率や医療へのかかりやすさの差も影響しています。労働者を対象とした定期健診受診率(2007年)は、事業所規模が100人以上の85%以上に対して、50人未満では78%以下で、零細企業や自営業者、無職者が加入する市町村国保の受診率はさらに低い35%程度です。がん検診の実施率は1000人以上の事業所の90%以上に対して、50人未満では35%以下で、定期健診以上に規模による大きな差があります(2007年労働者健康状況調査結果の概要 http://www.mhlw.go.jp/toukei/itiran/roudou/saigai/anzen/kenkou07/j1.html)。健診未受診者に不健康者が多いとされ、未受診者の放置は大きな問題です。大企業労働者では勤務中に受診の便宜が図られていますが、自営業者や出来高払いで働いている人達は、仕事を休めず受診の機会を逸する事が多いのです。

こうした社会経済格差や、社会的な要因による寿命や死亡率の大きな健康格差が明らかになり、これらの改善可能な健康格差を放置する事は許されないとして、世界保健機関(WHO)は健康の社会的決定要因(**表1**)の重要性を周知し改善する取り組みを各国に求めています。

表 1 「健康の社会的決定要因」(3) (筆者による訳)

1、社会格差: どの社会でもその最下層に近いほど平均余命は短く、多くの病気が見受けられる。
2、ストレス: ストレスの多い環境は人々を不安に陥らせ、立ち向かう気力をそぎ、健康を損ない、ひいては死を早める。
3、幼少期: 幼少期の発達や教育の健康に及ぼす影響は生涯続く。
4、社会的排除: 貧困の中での人生は短いものとなる。貧困、社会的排除や差別は困窮、憤りなどを引き起こし、命を縮める。
5、労働: 職場でのストレスは病気のリスクを高める。仕事に対してコントロールができる人ほど、健康状態が良好である。
6、失業: 雇用の安定は健康、福祉、仕事の満足度を高める。失業率が高まるほど、病気にかかりやすくなり、早死をもたらす。
7、社会的支援: 友情、良好な人間の社会的関係、確立された支援ネットワークにより、家庭・職場・地域社会における健康が促進される。
8、薬物依存: アルコール・薬物・たばこを習慣とし、健康を害してしまうのは個人の責任ではあるものの、常用にいたるには様々な社会的環境も影響している。
9、食品: 世界の市場は食糧の供給に大きく関わっているため、健康的な食品の確保は政治的問題である。
10、交通: 健康を重視した交通システムとは、公共輸送機関の整備により自動車の利用を減らし、徒歩や自転車の利用を推奨することである。

2

働き方と健康問題

5 働き盛りの病気は全て作業（労働）関連疾患

働き盛りの病気の多く（がん、脳・心臓疾患、動脈硬化、高血圧、糖尿病、脂質異常など）は生活習慣病と言われていますが、それらは過重労働や職業ストレス等と深い関連がある作業関連疾患（広義の職業病）でもあり、また、低学歴や低収入の人々に多い社会格差病でもあります。作業関連疾患（英語ではWork Related Diseases）は労働関連疾患とも訳されますが、行政は作業関連疾患と訳しています。多くは雇われて働く作業か自営業で働く作業によって病気になりますが、ボランティアや趣味で行う作業によっても病気になる事があります。

厚労省の「作業関連疾患の予防に関する研究」（1999年度）によれば、作業（労働）との関連が強い疾患等として、「虚血性心疾患・脳血管障害・自殺・仕事上の事故災害・交通事故」、関連がある疾患等として、「高血圧・不整脈・肥満・糖尿病・脂肪肝・胃十二指腸潰瘍・アルコール関連疾患・腰痛・頚肩腕痛・うつ病」を挙げています。もちろんメタボリック症候群も含まれます。交通事故や医療事故なども過労や睡眠不足の影響は明らかで、高速道路のサービスエリアには「17時間の連続覚醒（起き続けている時間）は、5

図 12　作業能力に及ぼす覚醒時間とアルコールの影響

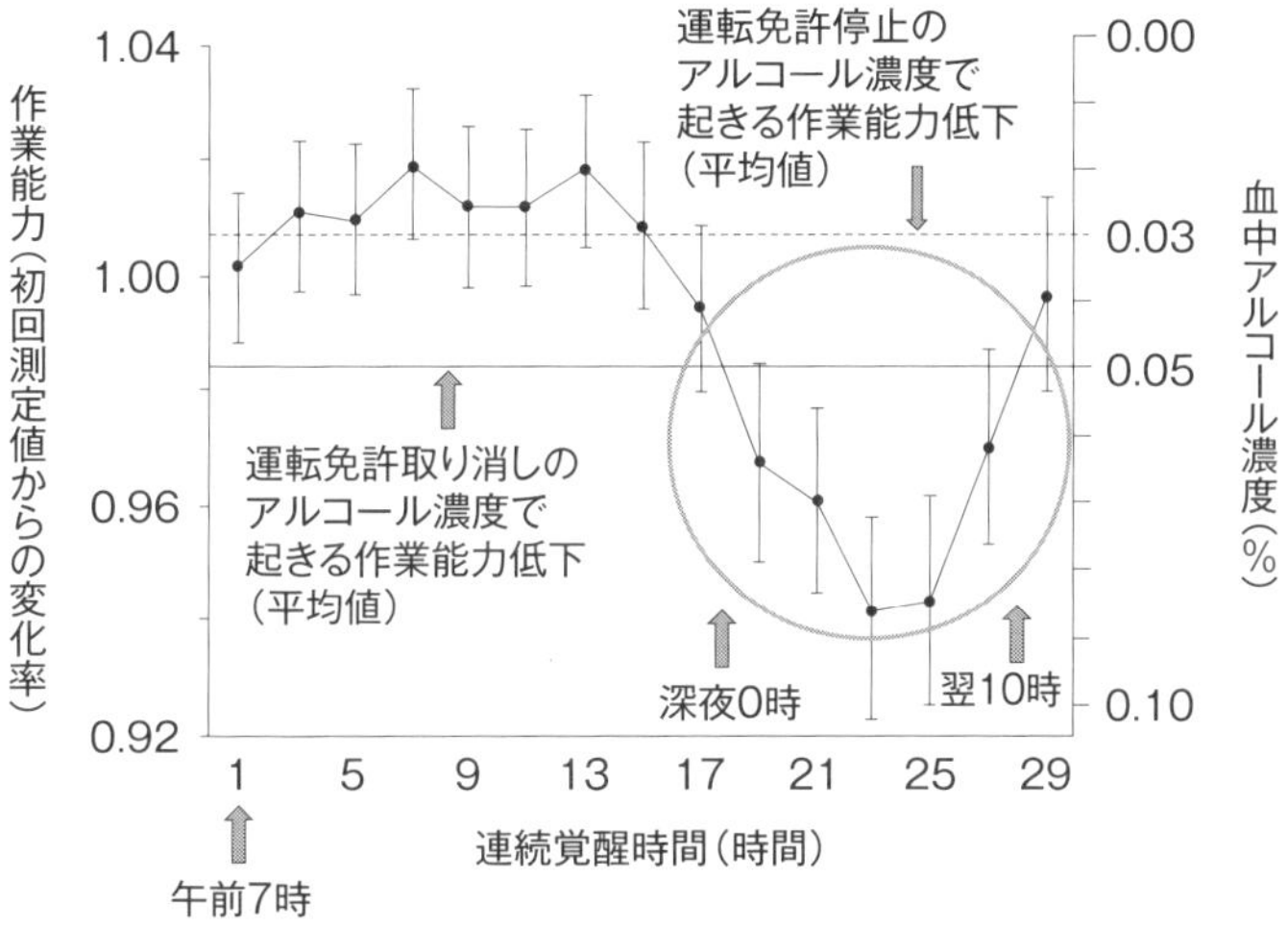

注）作業はコンピュータを使った追跡課題。実験は午前８時から翌日の昼12時まで。データは平均と標準誤差。
出典：高橋正也（2010）（注18）より引用し、著者が加筆

００mlのビールを飲んだ時に相当します。」と休憩仮眠を促すポスター（http://drive-love.jp/Chaya/201509/article4.html）を目にします。深夜労働はミスやエラーが免許取り消し相当の飲酒後以上に増えるからです（図12）。

飲酒習慣や喫煙習慣は夜勤者に多く、飲酒・喫煙関連疾患も労働関連疾患です。

がんの一部は職業（染料や有機溶剤など発がん性のある化学物質や粉じん・石綿など）によるがんですが、過労や職場ストレスは免疫機能を弱めるため、すべてのがんや感染症にも影響します。厚生労働省の「平成27年（２０１５）労働安全衛生調査（実態調査）の概要（http://www.mhlw.go.jp/toukei/list/dl/h27-46-50_kekka-gaiyo.pdf）」によると、労働安全衛生法が有害業務と定める業務に過去１年間常時従事した労働者の割合は、「有機溶剤

業務」が２・８％、「放射線業務」が１・８％、「鉛業務」が０・５％、「特定化学物質を製造し又は取り扱う業務」が２・８％、「粉じん作業」が２・０％、「石綿等を取り扱う業務」０・６％で、単純に合計すると労働者の１割を超えます。労働者の７割超が発がん物質等の危険物をあびています。近年でも、石綿による中皮腫や肺がん、有機溶剤や化学物質による胆嚢がんや膀胱がん、橋梁の塗装補修工事の古い塗装はがし作業での鉛中毒（古い塗料には大量の鉛が含まれている）などが社会問題になりましたが、これらは氷山の一角です。

また、職場環境で受動喫煙があるとする労働者の割合は、「ほとんど毎日ある」の12・2％、「ときどきある」の20・６％を合わせて32・８％で、１／３の労働者が受動喫煙によって発がんや動脈硬化疾患などが増える健康リスク（日本医師会　受動喫煙のリスク https://www.med.or.jp/forest/kinen/risk/）にさらされています。仕事を健康的に改善すれば多くの病気や中高年死亡が激減すると考えられています。

6　不健康習慣も作業（労働）関連

生活習慣病のすべてが作業（労働）関連疾患である理由は、生活習慣が仕事の影響を強く受けるからです。代表的な不健康習慣である喫煙（今は自由な嗜好ではなくニコチン依存症という立派な病気とされています）、過量飲酒（同様にアルコール依存症）、運動不足やメタボなどはいずれも、ストレスが強い職業や夜勤交代制の職業、低学歴や低収入の人々に多い事が分かっています。そもそも、不健康な生活習慣がどのようにして日本社会に広がっていったかを見ると、個人の自由な選択の結果であるとは到底言えません。

戦前、飲酒習慣や喫煙習慣は歴代の政府により国の戦費調達等のために奨励（強制）され、日本社会に蔓延しました。酒税は１９３５年まで税収の1位で、１９０２年には国税全体の42％を占め、戦力増強の源でした。戦争は飲酒習慣の蔓延で成り立っていたのです。また、戦前の徴兵制日本軍内で兵隊に煙草が配給され喫煙率が急上昇し、煙草専売制の時代には税収全体の11％が煙草からの収入でした。１９９６年には国内で３５００億本が販売され、高度成長を支えた公共事業も喫煙習慣の蔓延で成り立っていたのですね。

ファストフードはコカイン並みの依存性を有し、摂取量が肥満や糖尿病・インスリン抵抗性と強く関連していることは周知の事実です。食欲をそそる食物の過消費が脳内の報償回路に作用してコカインやヘロイン中毒のような反応を誘発し、強迫的な過食生活を促進することが分かっています。[19] その結果、しょっちゅうファストフードが食べたくなり、ファストフードレストランを週2回以上利用する女性は週1回未満の女性に比べて、15年間で４・５kg体重が増加し、インスリン抵抗性（血糖を下げるホルモンであるインスリンが効きにくい状態）も2倍以上であったという研究報告があります。[20]

日本では産業界が巨額な資金を使って強い不健康習慣奨励メッセージを国民に送り続け、不健康習慣を蔓延させています。特に影響を受けやすい最大の被害者は子どもです。ＷＨＯ Europe のレポート「Tackling food marketing to children in a digital world: trans-disciplinary perspectives」[21]は、親が気づかないうちに子どもたちがアプリ内広告やソーシャル・メディア、映像ブログなどで、ジャンクフードやカロリーの高い飲料の広告に絶え間なくさらされている状況に警告を発しています。アプリ内広告だけでなく、ファストフード・チェーンから資金的な支援を得ている映像ブロガーが子ども向けのビデオ作品をコンテンツとして配信するなど、デジタル・マーケティング手法の高度化に規制が追いつかないことも危惧されています。

内閣府消費者委員会の「子ども向け広告の在り方について考えるシンポジウム報告書(http://www.cao.go.jp/consumer/iinkaikouhyou/2017/houkoku/20170425_houkoku.html)」によれば、スウェーデンやノルウェーでは12歳未満の子どもに対するテレビ広告は禁止、カナダ・ケベック州では13歳未満の子どもに対するテレビ広告が禁止、ＥＵではＥＵ不公正取引指令（２００５）の中で、「攻撃的取引方法」の例として、「子どもに対して直接的に広告対象商品の購入を勧める広告を行うこと又は子ども向け広告対象商品を購入するよう両親その他成人に説得すること」を明示し禁止しています。米国の一部の州の先住民族居住

図 13　社会・経済的困窮とアルコール・ニコチン・薬物依存の危険性
（Great Britain,1993）

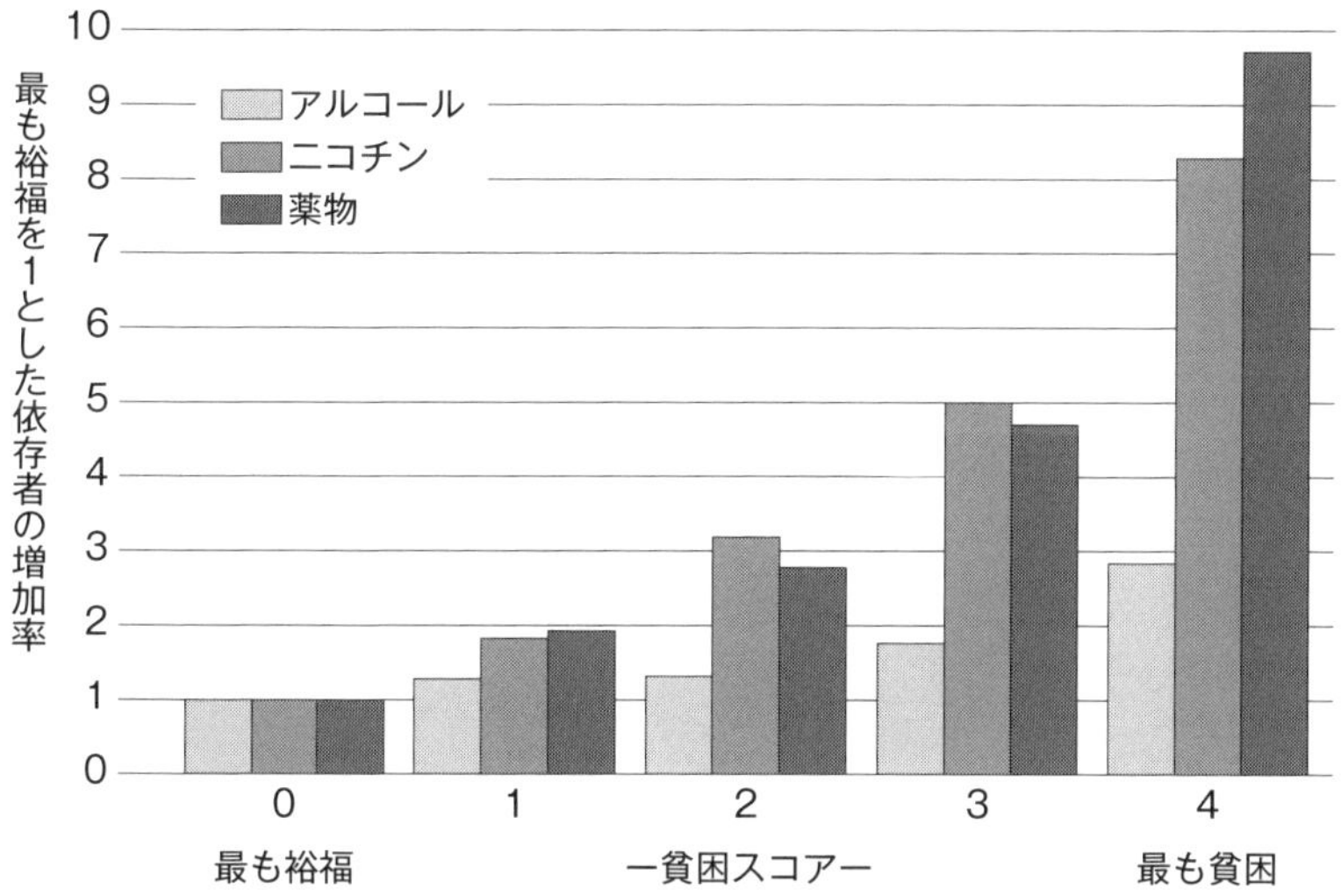

出典：「the solid facts. 2nd 2003」（注3）の図を筆者が訳し、「月刊保団連」（注 7）より引用

区で、２０１５年からジャンクフード税が導入されています。一方、日本では実効性ある規制はありません。

図13のように、世界的に喫煙（ニコチン依存）、飲酒（アルコール依存）、薬物中毒は貧困層に圧倒的に多いことが分かっています。その理由は後に述べます。日本でも貧困と不健康習慣の関連は明らかです。２０１４年国民健康・栄養調査結果の概要（http://www.mhlw.go.jp/file/04-Houdouhappyou-10904750-Kenkoukyoku-Gantaisakukenkouzoushinka/0000117311.pdf）によると、世帯所得２００万円未満（全世帯の24%）では６００万円以上（全世帯の22%）に比べ、歯が20歯未満（男性34%：20%、女性31%：26%）、肥満（男性39%：26%、女性27%：22%）、喫煙習慣（男性35%：29%、女性15%：6%）、運動習慣がな

図14　城北病院健康支援センターを受診した30～59歳男性1470人の職種別不健康習慣保有率

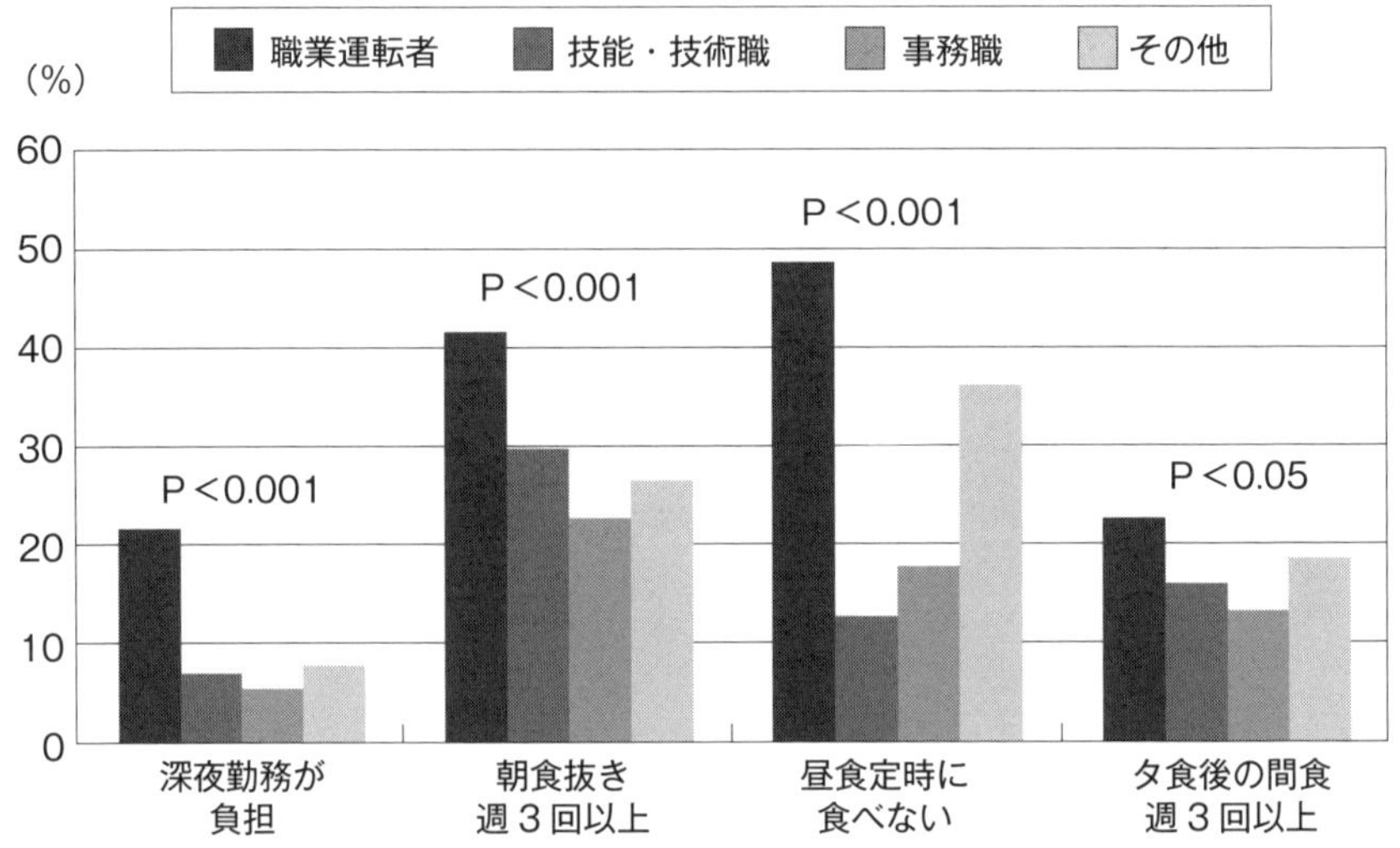

出典：筆者が作成し「月刊保団連」（注7）より引用

い（男性71％：68％、女性78％：75％）が多く、野菜摂取量（男性２５４ｇ：３２２ｇ、女性２７２ｇ：３１４ｇ）が少ない結果でした。

私が事業所健診をしている労働者でも、特に男性で、生活習慣や健診結果が職種により有意に異なります。平均年齢が異なりますが、年齢調整後も職種間の違いは調整前と同様でした。

タクシーやトラックなどの職業運転者は約59％が深夜勤務者で、朝食を抜くことが多く、昼食は不定期で、夕食後の間食も多い結果でした（**図14**）。職業運転者に肥満や糖尿病に繋がる不健康な食習慣が多い原因が深夜勤務や不規則な勤務時間にある事は心で見れば容易に想像できます。その結果として、職業運転者は高血圧、高血糖、脂質異常、喫煙習慣を有する人が多く、職業運転者にこれら

図 15　職種別健診結果異常者の割合

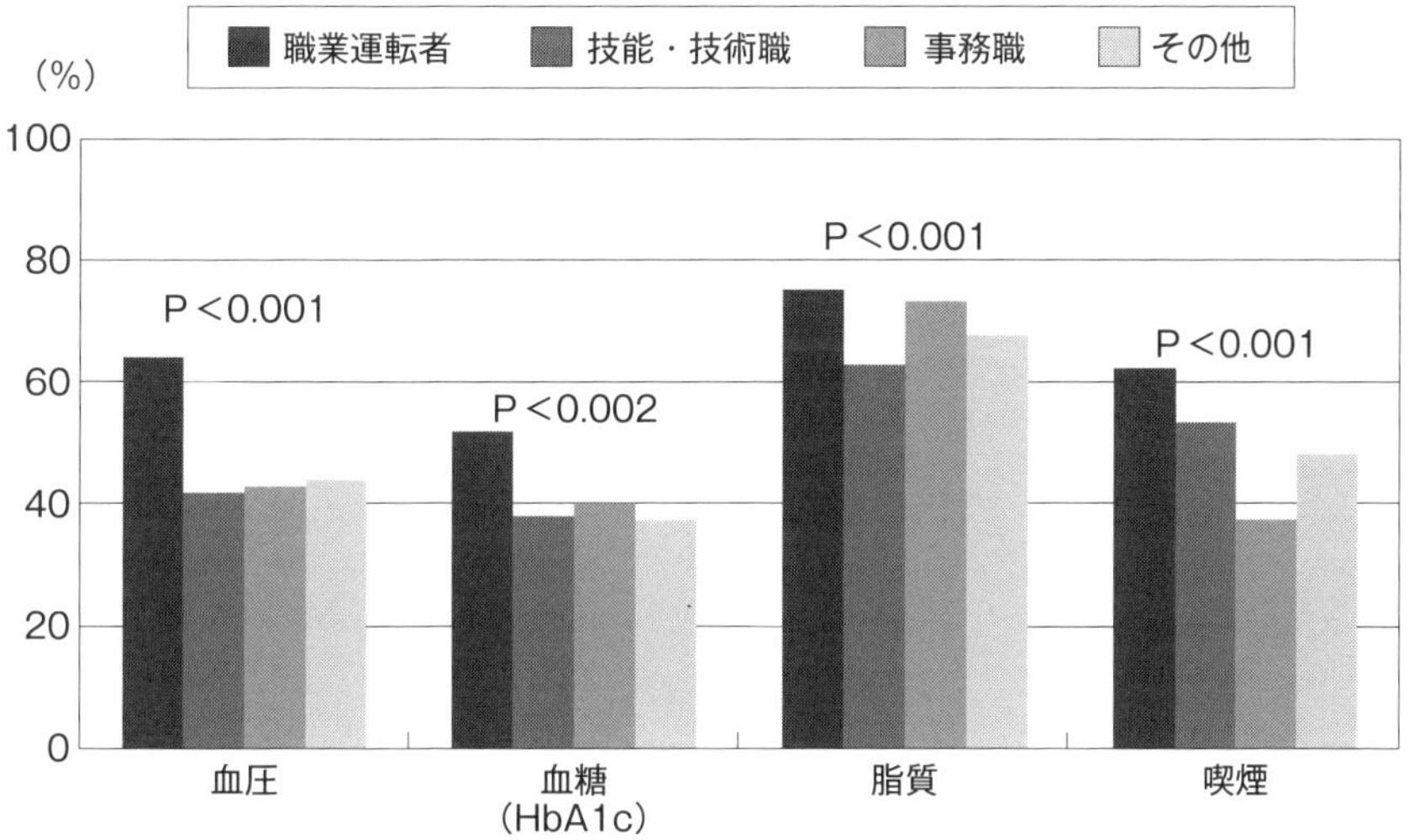

出典：引用は図 14 と同じ

図 16　職種別健康リスク（高血圧、高血糖、脂質異常、喫煙習慣）の保有数

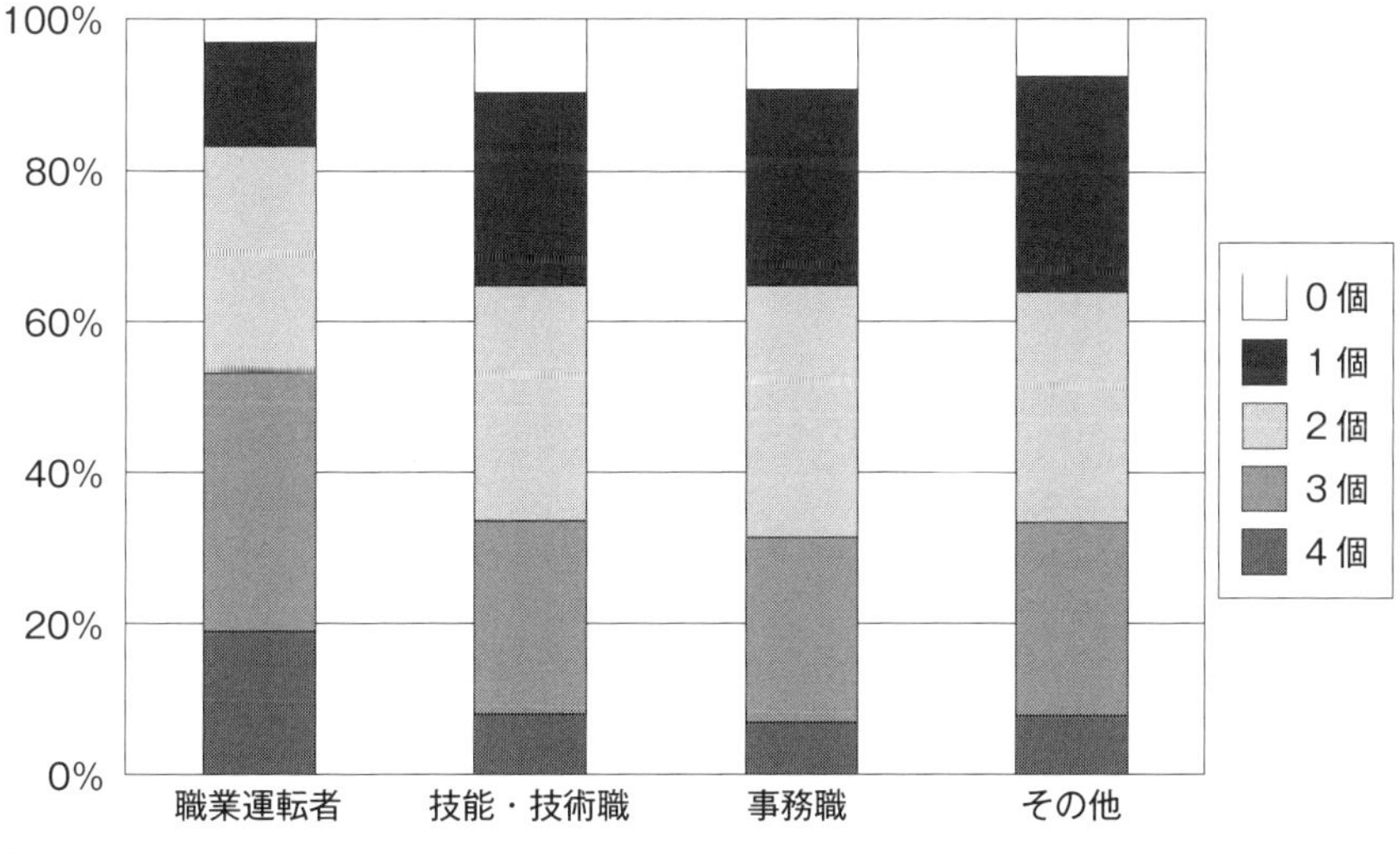

出典：引用は図 14 と同じ

の健康リスクの保有数が有意に多い事が分かります（**図15**）。事務職に対する運転手の年齢調整後健康リスク保有数が3個以上のオッズ比は2・11で有意に高く、職業運転者は事務職より健康リスクを多く保有する者が2倍以上でした。

7 深夜労働・過重労働と職場ストレスが最大の健康リスク

仕事に関わる最大の健康リスクは深夜労働・過重労働と職場ストレスです。久保達彦「我が国の深夜交替制勤務労働者数の推計」（https://www.jstage.jst go jp/article/juoeh/36/4/36_273/_article/-char/ja/）によると、深夜業従事者の割合は1997年以降一貫して増加し、最新の2012年調査では21・8％、推定従事者数は1200万人に達しています。今や深夜勤務は特殊な働き方ではなく、家族への影響も含めると数千万人の国民の健康に悪影響を与える重大問題です。また、労働安全衛生総合研究所の「長時間労働者の健康ガイド[22]」によれば、過労死認定ラインに相当する週60時間以上の長時間労働者は、把握されているだけで500万人以上（男性433万人、女性73万人）です。

過労死は法律では「業務における過重な負荷による脳血管疾患若しくは心臓疾患、若しくは業務における強い心理的負荷による精神障害」とされていますが、過労の影響はこれらにとどまらず、すべての病気や悪化の原因となります。また、過労死認定基準は企業等の管理下にある労働時間のみで判断しますが、過大なノルマやいじめ・差別などは職場を離れて自宅に帰った後も脳を支配し続けます。長時間労働はもちろん健康に悪いですが、業務時間外まで仕事のストレスで脳が支配され、脳内ホルモン・自律神経・内分泌・免疫機能等すべてが戦闘モードになり、睡眠・休息・回復が妨げられることが、過労死・職場ストレス病の本態です。

医学的には、週労働時間が60時間（月に80時間超の時間外労働）を超えると心筋梗塞発症のオッズ比が1・9になることが分かっており、厚生労働省の「脳・心臓疾患の発症と睡眠時間に関する疫学調査の概要（2002年以降）」(http://www.mhlw.go.jp/shingi/2004/07/s0709-5c.html）でも、「週61時間以上の労働は週40時間以下の労働に対して2倍のリスクの増加を認めるとともに、過去1ヵ月と同様過去1年についても一週間の労働時間はAMI（心筋梗塞）のオッズ比の増加に累進的に関係していた。短時間睡眠（1日5時間以下）と頻繁な睡眠不足（週2日以上の5時間未満睡眠）についても2～3倍のリスクの増加を認めた。」と記載されています。[22]

著者の病院で2008年から2014年に労災保険二次検査を受診した40歳未満の男性176人の分析では、深夜勤務者の頚動脈硬化（頚にある太い動脈の超音波検査で、IMTと呼ばれる動脈内膜の厚さが1・1mm以上あると動脈硬化があると判断する）の年齢調整

図 17　糖尿病患者の週労働時間と血糖コントロール

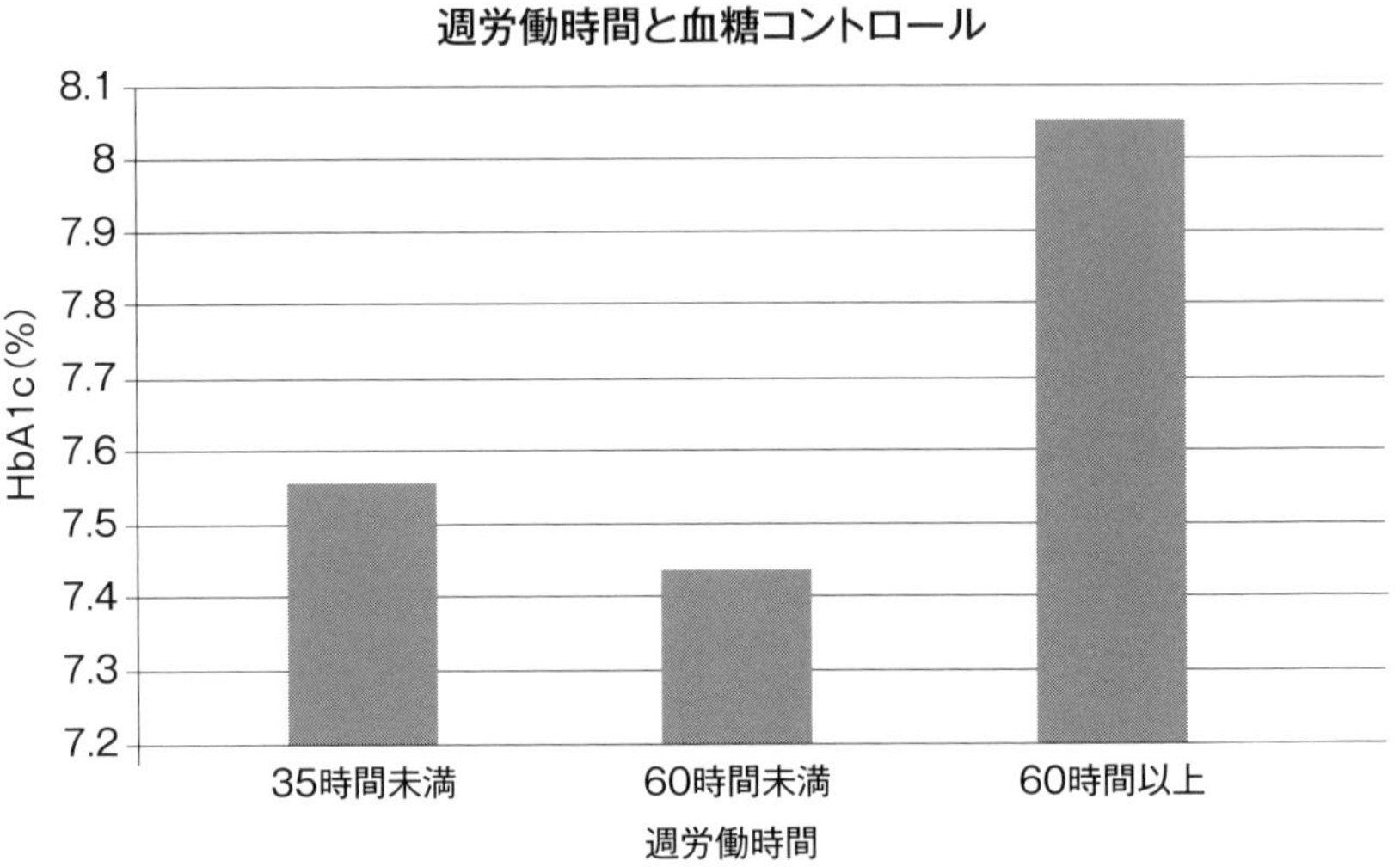

出典：図 17、18 ともに、全日本民医連の「仕事と糖尿病調査班多施設研究」から莇氏が作成した図を提供していただいた

オッズ比は日勤者に対して3・8（P＝0・07）と高く、深夜勤務者は3倍以上動脈硬化が起こりやすいことが示唆されました。深夜勤務者や長時間労働者は血糖コントロールが悪く、糖尿病合併症の発症が多いことも分かっています。全日本民主医療機関連合会の「仕事と糖尿病調査班」による多施設研究[23]で20～40歳の有職者478人の糖尿病患者を追跡したところ、性、年齢、糖尿病の罹病期間や治療法などで調整した糖尿病患者のHbA1c（糖尿病の検査で、高いほどコントロール不良）は週60時間を超える長時間労働者で悪化し、朝食を抜くか遅い夕食を取る人もコントロールが不良でした（**図17、18**）。長時間労働や食事が不規則になる仕事では若年糖尿病の管理不良が3倍程度に増えるとされています。

また、深夜・交代勤務は発がん性（乳がん

図18　糖尿病患者の食事の不規則さと血糖コントロール

朝食摂取・夕食時間と血糖コントロール（2012年→2013年）

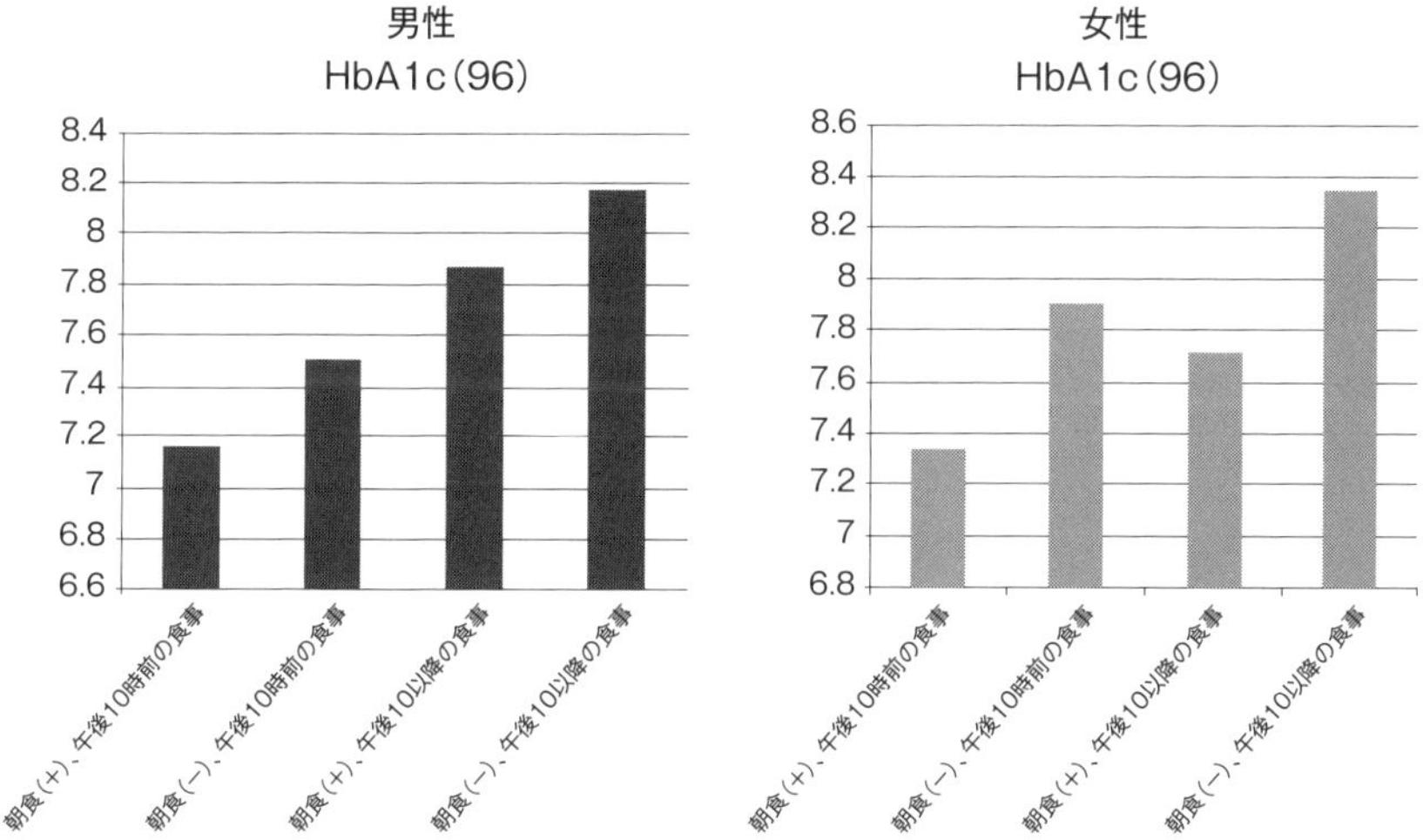

出典：図17に同じ

や前立腺がんなど）がグループ2A（おそらくある）に分類されています。グループ2Aの発がん物質リストには紫外線（皮膚がん）、ディーゼル排気ガス（肺がん）などがあり、それらと同じくらい発がんの証拠があるという事です。

日本の女性医師を対象とした調査では、週40時間以下の労働者と比べた妊娠出産障害のオッズ比は、週71時間以上働いていた女性では切迫流産が3・2、早産が4・2と有意に高く、重大な問題です[24]。

厚生労働省委託事業「働く女性の妊娠・出産に関する健康管理支援実態調査報告書」2010年（http://www.bosei-navi.mhlw.go.jp/document/data/H21_report.pdf）では、病院勤務の看護師の切迫流産が31・6%、切迫早産が32・6%、介護施設の介護職員は切迫流

図19　精神障害の請求、決定、および支給決定件数の推移

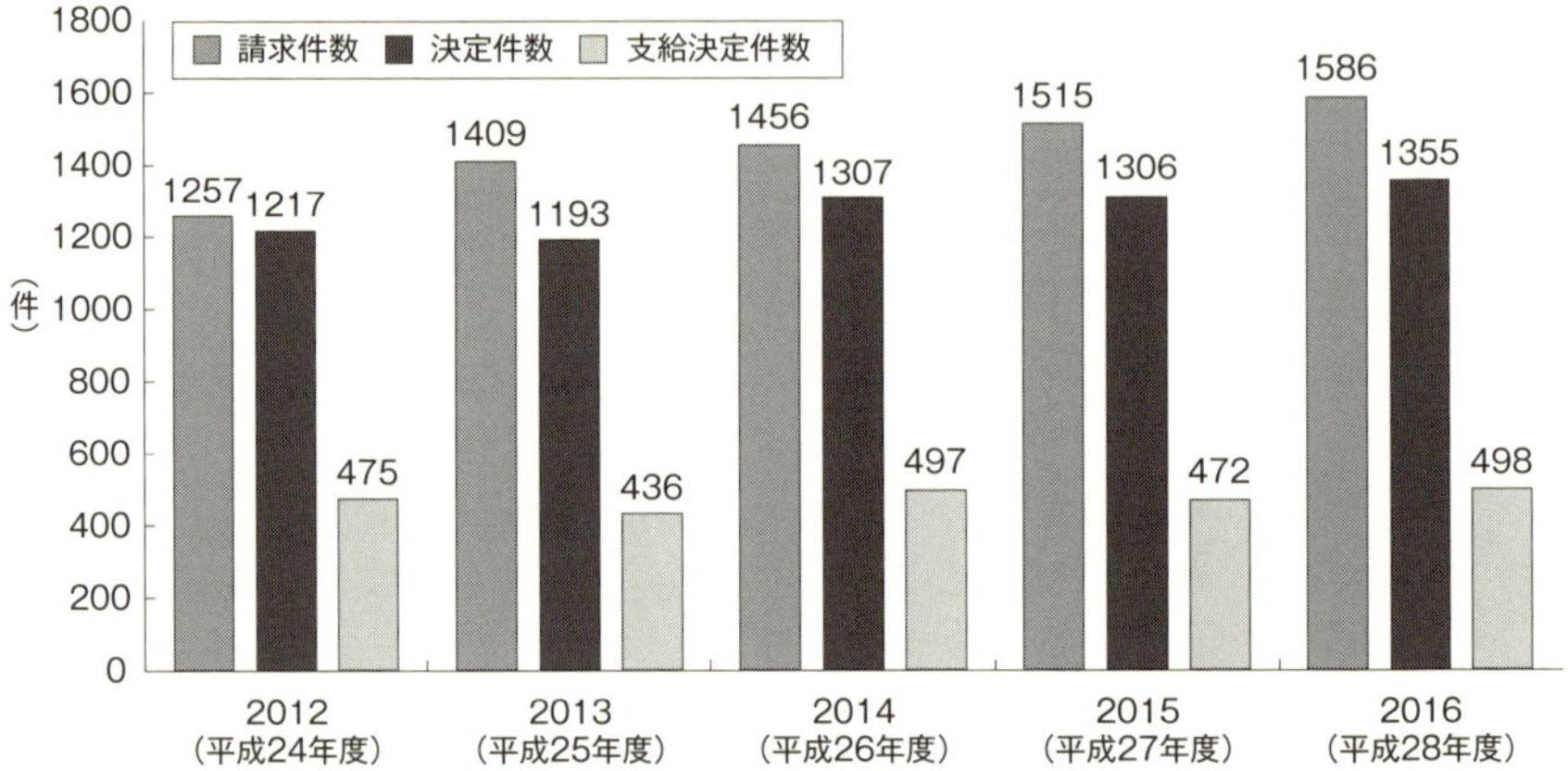

出典：厚生労働省発表資料より引用（http://www.mhlw.go.jp/stf/houdou/0000168672.html）

産が26・９%、切迫早産が21・２%とされ、同様の質問紙による全国調査である全労連女性部『妊娠・出産・育児に関する実態調査（２００７年）』（14単産47都道府県１８００人正規労働者）（http://www.zenroren.gr.jp/jp/jyosei/2008/data/081029-01.pdf）の平均切迫流産19・２%、切迫早産15・７%より明らかに高い値です。日本医療労働組合連合会の看護師の流産率調査でも切迫流（早）産は29・８%でした。２交替勤務が月４回以下の流産６・８%に対して、５回以上では12・１%に増加し、３交替勤務が月８回以下の流産９・３%に対して、９回以上では12・２%に増加していました。時間外労働では月30時間未満の流産率10%以下に対して、60時間以上では25%と増加していました。後で詳しく紹介しますが、早産児や低出生体重児は生まれた時

の障害が多いだけでなく、子どもが成人後に糖尿病やメタボを発症しやすい事も分かっており（DOHaD仮説）、女性本人の健康と共に将来の健康な社会づくりのためにも、女性の長時間労働や深夜勤務は厳しく制限されるべきです。

日本ノーリフト協会の保田淳子代表理事によれば、オーストラリアでは看護師が病院と深夜勤務に就く契約時に、「深夜勤務に就くとがんや様々な病気・妊娠出産トラブルが増えるけれどもそれでも深夜勤務をするか」と問われ、それらのリスクを了解の上で就労契約にサインすると聞きました。日本でも労働契約法で義務づけられた労働契約の際に、職業に伴う健康リスクをしっかり知らせるインフォームドコンセントが必要です。

厚労省は過労死を脳血管疾患・心臓疾患・精神障害に限定していますが、いずれも過労死防止対策推進法ができた２０１４年よりさらに増加しています（図19）。２０１７年は脳・心臓が８４０件（認定２５３件）で職種別では運転従事者が最多、精神は１７３２件（認定５０６件）で職種別では専門・技術職が最多です。

過重労働や睡眠不足の影響は労働者本人の健康にとどまらず、職業運転者では運輸・交通事故、医療・介護従事者では医療・介護事故に直結し重大な問題です。米航空規制局はパイロットに勤務前10時間の休息を義務付けており、日本でもパイロットがホテルの自室に帰る時刻が遅れたために翌日の飛行機が欠航になることがあります。一方、医療では難しい手術や処置であっても、術者がその前に何時間以上休息していなければならないという規制はなく、前日に当直勤務をした後に手術をする場合もあります。２０１８年に強行採決で成立した「働き方改革関連法」では一部の労働者には労働時間の上限規制が適用されず、職業運転者、建設事業や医師等は上限規制の適用を5年以上猶予されますが、適用除外や猶予は労働者・利用者両者の危険の放置を意味するため、全ての労働者にできる限り早い上限規制の適用が求められます。適用除外は「高度プロフェッショナル制度」と呼ばれていますが、法律上は省令で定める労働者には労働基準法の労働時間等の規制を除外する制度です。法律上は一日24時間を年２５０日以上働かせることも可能な悪法です。専門職や医師等も同じ人間です。長時間労働をしてもミスやエラーをせず、健康に生活できるという根拠はありません。また、上限規制猶予中でもパイロットのような厳格な勤務間インターバルの規制が必要で、厚生労働省の「医師の働き方改革に関する検討会」でも「医師の労働時間短縮に向けた緊急的な取組」(http://www.mhlw.go.jp/file/05-Shingikai-10801000-Iseikyoku-Soumuka/0000191053.pdf) の議論が始まっています。

8 「分かっちゃいるけどやめられない」作業関連疾患・過労死を作る脳の仕組み

社会格差や職業などのストレスがなぜ健康や生活習慣を決めるのでしょうか?

特定健診・特定保健指導制度発足時に、厚生労働省でこの制度の担当であった自由民主党の武見敬三副大臣と公明党の石田祝稔副大臣が当時、おなかの写真と共に腹囲（共に100cm超え）をホームページ（現在は閲覧不可）に公開して、「自らメタボリックシンドロームの改善に挑戦する決意を致しました」とアピールしていました。知識も意欲も責任もあり内臓脂肪の改善に成功するはずのお二人ですが、最近のホームページの写真を見る限り、二人とも肥満の改善には成功していないようです。私たちは保健指導と称して健康知識を広め、改善意欲を引きだそうとしていますが、知識も意欲もあるお二人に何が足りないのでしょうか。「健康に良くないと分かっちゃいるけどやめられない」という言葉をよく聞きます。残念ながら知識や意志ではどうにもならない脳の仕組みがあるのです。

人の脳は、頚に近い所に脳幹、その上に間脳と大脳辺縁系、最上部に大脳皮質がありま す。魚類にもある古い脳が脳幹と大脳辺縁系で、ほ乳類で小脳と大脳が進化し、人では言語や論理的思考を司る大脳皮質の中でも新皮質と言われる部分が発達しました。生活習慣や健康を決めるのは大脳辺縁系で、情動、食欲、性欲、睡眠、意欲、喜怒哀楽、情緒、睡眠や夢、記憶などを司り、内臓をコントロールしています（**図20**）。大脳皮質と大脳辺縁系の間には神経の連絡が少なく、大脳辺縁系が大脳皮質を介さず様々な感覚から自律的に判断し、自律神経や内分泌（ホルモン）を介して内臓を管理しています。

大脳皮質から心臓止まれと指示を出しても5秒でも止められませんし、インスリン出

図 20 「分かっちゃいるけどやめられない」には訳がある
健康を左右する脳と内臓コントロールの仕組み

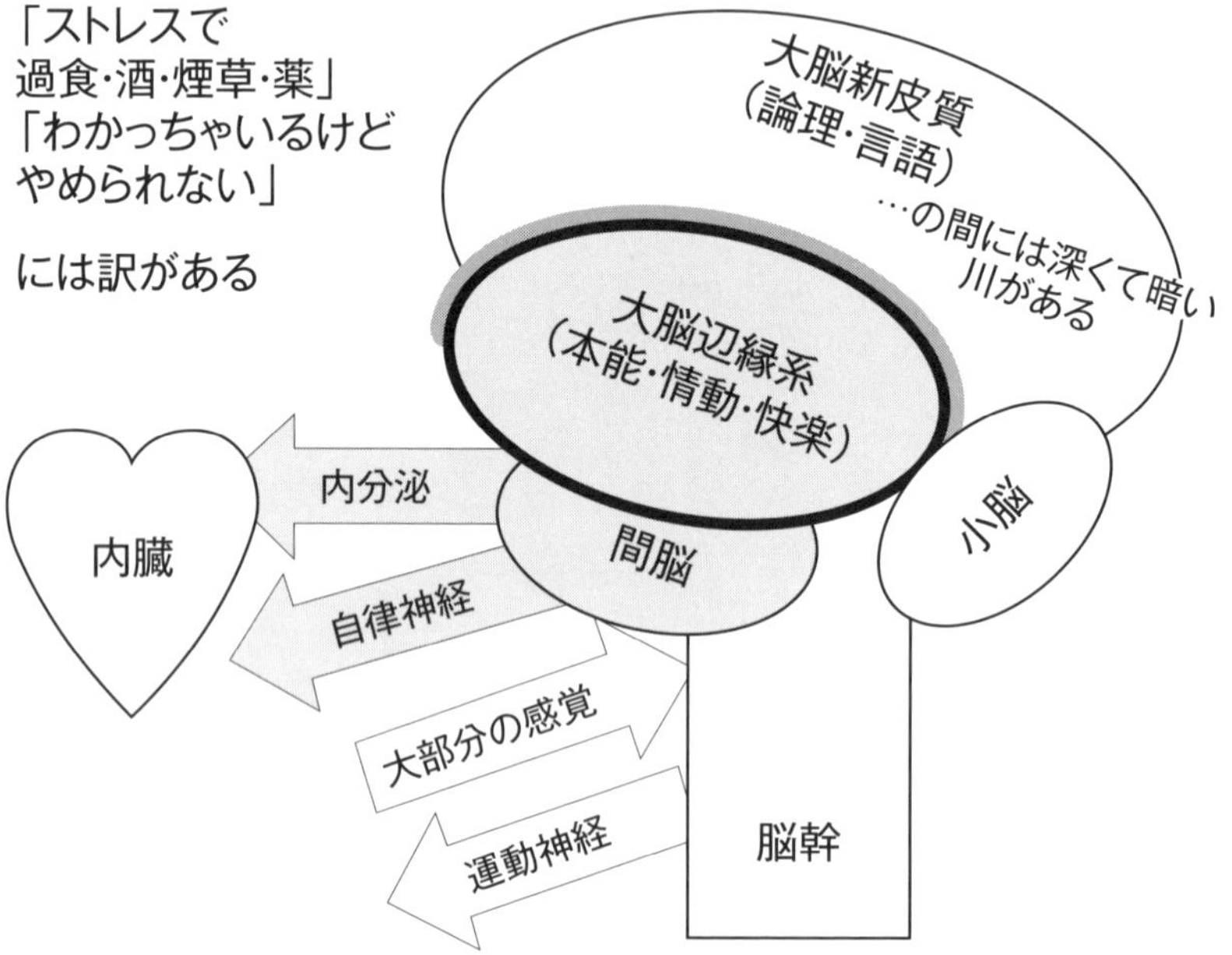

出典：筆者作成

ろ、煙草や酒を嫌いになれ、と念じても効きません。いくら大脳皮質がリラックスしようと思っても大脳辺縁系が今は緊張・戦闘モードだと判断すると、交感神経がフルパワーで働きます。副腎皮質ホルモンが増え、筋肉が素早く働くように血圧、血糖、脂質を上げ、内臓への血流を止めて筋肉の血流を増やし、出血がすぐ止まるように血を固まりやすくし、傷から侵入する細菌を殺すため白血球が増え過酸化物質をばらまきます。また、脳を興奮させて寝させません。過酸化物質は侵入した細菌だけでなく自分の血管壁なども痛めるため、高血圧・高血糖・高脂質・血液凝固・内臓の血管収縮などと相まって動脈硬化を進行させます。既に動脈硬化が進行している人では、これらによって出血や梗塞を発症してしまいます。

動物の緊張・戦闘モードは襲うか襲われる場面等であり短時間で決着するため、その後はすぐに安心モードに移行できます。大脳辺縁系が安心モードと判断すれば、血圧などを下げ、内臓の血流を増やし、血を溶けやすくし、眠りを誘い、蛋白合成ホルモン（成長ホルモン）などが出て傷や傷んだ細胞を修復します。しかし、現代人では社会格差や孤立、心理的ストレスなどによって緊張・戦闘モードが何ヵ月も何年も長期に続き、完全な安心モードに切り替わらないことが高血圧、糖尿病、高脂血症、メタボ、心筋梗塞、脳梗塞などの大きな原因で、過労死の本態です。

一方、緊張・戦闘モードで内臓の血流が止まり続けると内臓が壊れてしまうので、大脳

図 21　メタボの真犯人は脳だった
睡眠と食欲をコントロールする胃・脂肪・脳のネットワーク

空腹で胃からグレリンが出て、脳内のオレキシンを増やす
脂肪が増えると脂肪細胞からレプチンが出て　オレキシンを減らす
ストレスが強いとレプチンが分泌されず、オレキシンが減らない

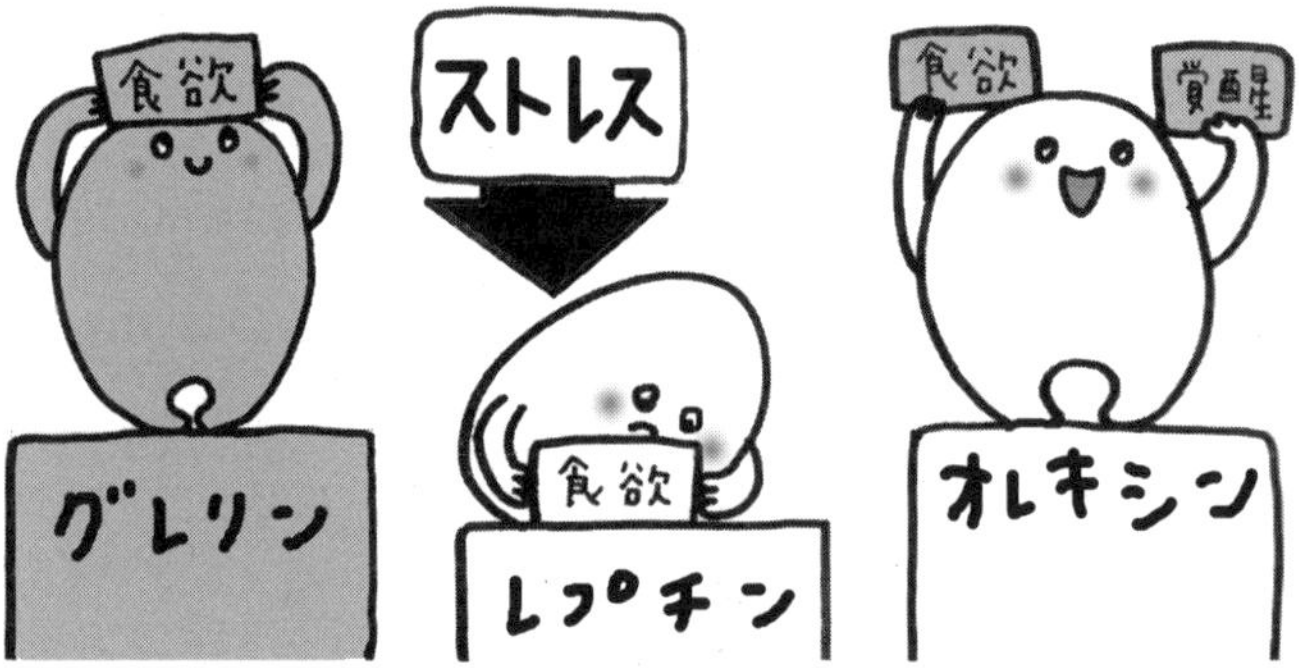

出典：小学館おやこページ［だっこ］(http://dakko.jp/medicine-info/images/image_2986.jpg) の図に筆者加筆

辺縁系は無理矢理安心モードに切り替えようとします。糖質等の過食、煙草（ニコチン）やアルコール、ある種の薬物、人によっては高価な買い物やゲームなどによって短時間で安心モードへの切り替えが出来るため、それを欲する情動を起こします。しかし、これらの効果は一時的で、ストレスが続いていれば切り替えのための情動が繰り返されることになります。これが依存症や生活習慣病の真の原因です。

また、近年、脳を興奮させ食欲を亢進《こうしん》させるオレキシンという覚醒と食欲増進の脳内ホルモンが見つかり、脂肪細胞からも様々な重要なホルモンが出ていることが分かりました。空腹になると胃からグレリンという食欲増進ホルモンが出て脳内のオレキシンを増やし、脳と身体を、獲物を襲うための戦闘モー

ドに変えます。食事によって脂質が増えると脂肪細胞からレプチンという食欲抑制ホルモンが出て、オレキシンを減らして食欲を止め眠りに誘います。ストレスが強いとレプチンの働きが阻害されるため、オレキシンの作用が続き食欲と興奮が治まらず、不眠症やメタボになります（**図21**）。ストレスが減らない限り、上記の病気や依存症になるように脳は作られているのです。

9 特定健診・特定保健指導制度の愚 日本ではやせとストレスの健康問題が深刻

40歳～74歳の医療保険加入者と被扶養者を対象とするメタボリック症候群（メタボ）に着目した生活習慣病予防のための特定健診（通称「メタボ健診」）が行われています。メタボとは「内臓肥満に高血圧・高血糖・脂質代謝異常が組み合わさり、心臓病や脳卒中などの動脈硬化性疾患をまねきやすい病態」です。しかし、**図22**のように、日本は先進国（OECD36ヵ国）の中で肥満も動脈硬化性心疾患も最も少ない国です。「わが国の循環器疾患とその危険因子の動向」[25]によれば、高い国に比較して動脈硬化性心疾患が15分の1程度しかなく、しかもメタボ健診の前から、動脈硬化性心疾患の年齢調整死亡率は男女とも減少し続けています。肥満は男性で増加していますが、女性は減少しています。

図 22　性別、心筋梗塞罹患率の国際比較（35 ～ 64 歳）

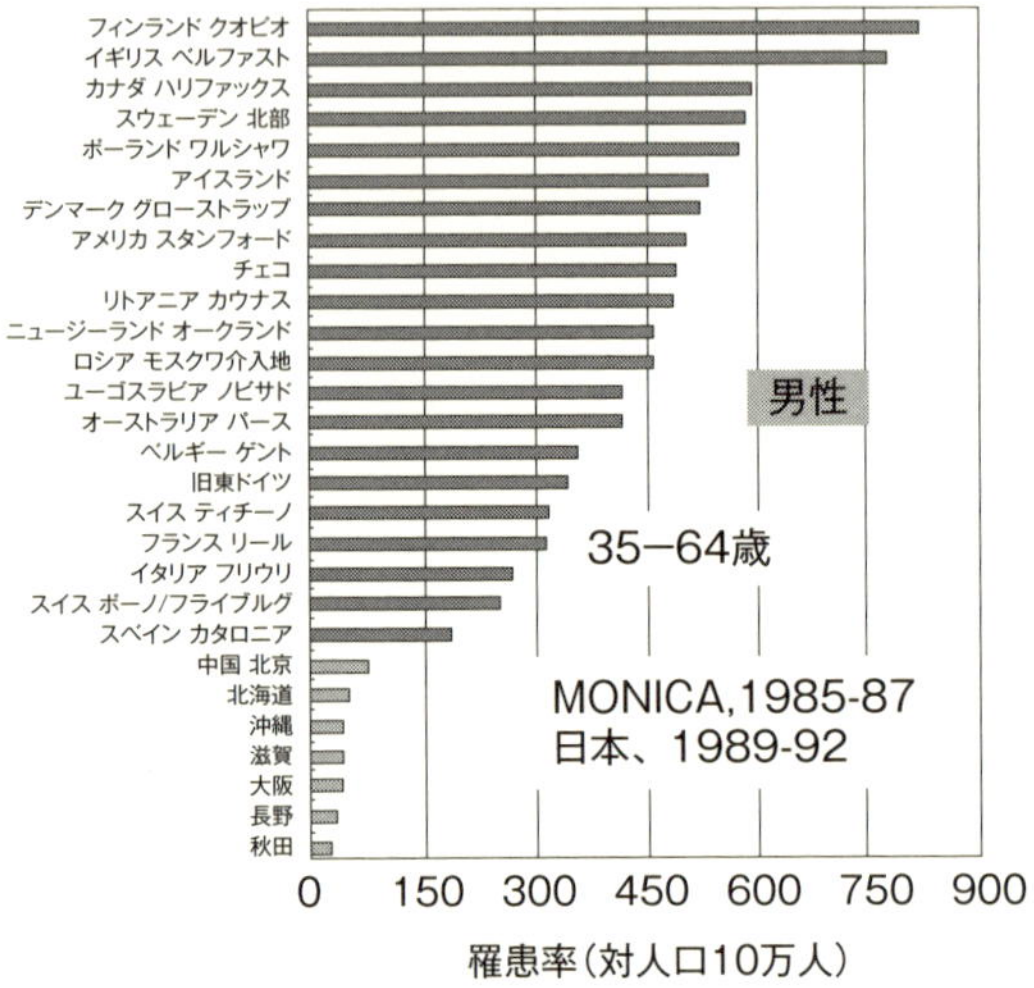

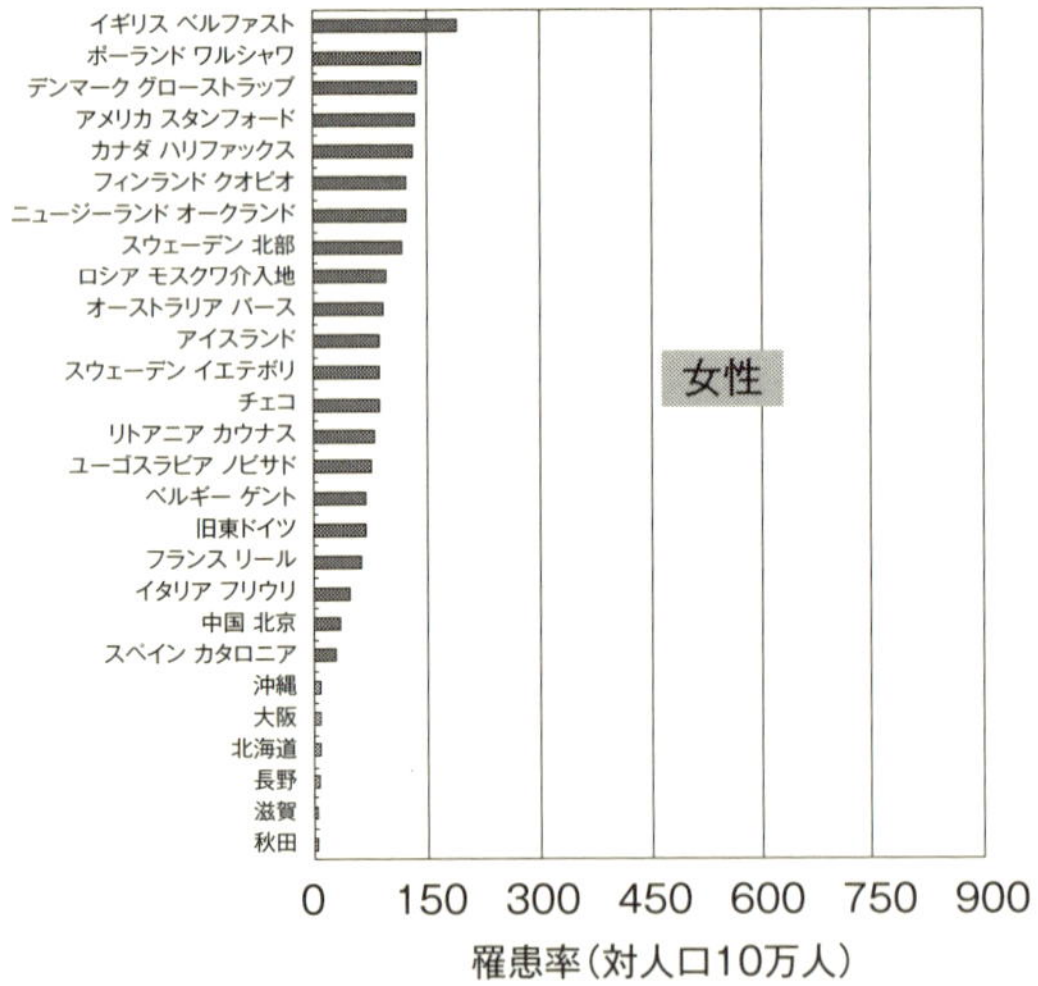

出典：「Circulation. 1994; 90: 538-612」と磯村 孝二「平成 5 年度 厚生労働省循環器病研究委託費による研究報告集 19-20」…「わが国の循環器疾患とその危険因子の動向」（2009）（注 25）より引用

特定健診制度が始まって10年以上経過していますが、メタボは減っていません。厚生労働省「地域・職域における健康づくり」[26]によれば、20〜25年度の特定健診実施率は39％から48％に増加し、特定保健指導終了率も8％から18％に増加しています。また、特定保健指導終了者の男3割、女4割がメタボから脱出し、積極的支援参加者は非参加者より検査値が改善し、外来医療費が低いという成果も出ているようですが、制度が目的とした肝心のメタボ症候群該当率は26％で不変でした。事業は前進していますが成果は出ていません。私や少なくない疫学・公衆衛生の専門家が予測したとおり、多額の費用と人手を使って成果がほとんどないということは、政策としては大失敗です。

皆さんの健診結果にもBMIという値が表示されています。BMIの標準値（日本肥満学会）は18・5〜24・9とされていますが、標準でもやせ気味は死亡リスクが高く、標準より太めのほうが長生きです。大規模な追跡研究の結果[27]、日本人の中高年死亡リスクが最も低くなる肥満指数（BMI）は21〜27の広い範囲であり、高度肥満は問題ですが軽度肥満者はBMI正常者より長生きであることが分かります。やせは肥満より死亡リスクが大きいことが示されました（**図23**）。メタボ健診の項目では、肥満指数や腹囲の如何にかかわらず高血圧が最も病気や死亡に関連し、次いでHDLコレステロール低値で、それ以外の検査値はほとんど死亡リスクと関連しないという研究もあります。

日本ではメタボや肥満より重要な健康問題があります。それはやせとストレスです。コ

図23　日本人の肥満指数（BMI）と死亡リスク（2011年）

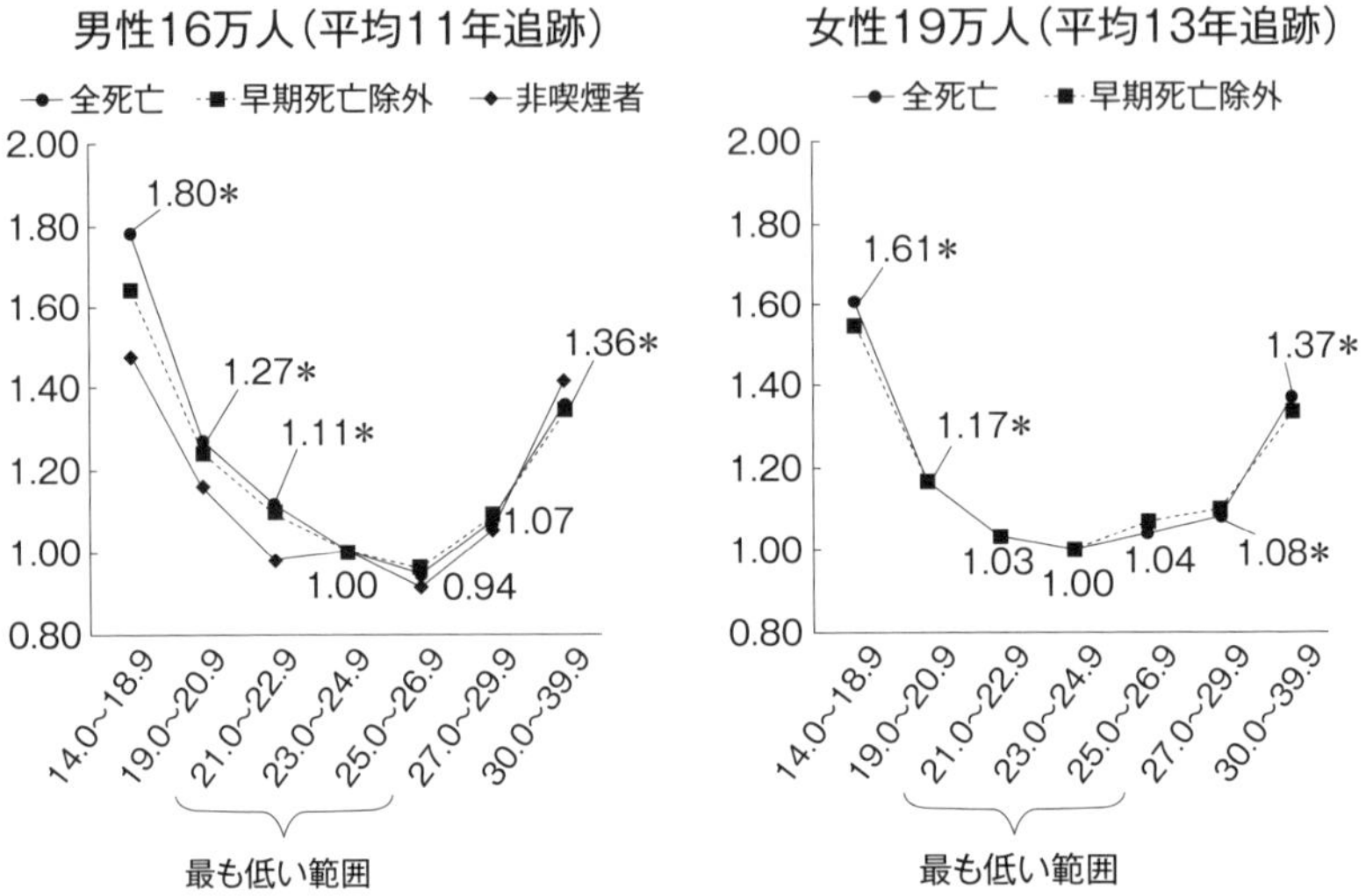

＊は統計学的に有意に死亡リスクが高い値です。
出典：国立がん研究センター予防研究グループ「現在までの成果」（注27）より引用

レステロールは細胞膜や内分泌物質（性ホルモンや抗ストレスホルモン）の主成分で、欠乏すると全身の細胞が弱くなり、老化、がん、脳出血、感染症、不妊症など多くの病気にかかりやすくなります。欧州では、やせすぎたモデルが死亡したことを契機にモデルショーではやせすぎを規制しています。フランスは2017年5月から法律で、モデルに「やせすぎでない健康体である」旨の診断書の提出を義務づけました。

また、脂肪細胞から出るホルモン（興奮を抑えて睡眠をもたらすレプチン）が思春期の開始や生理、妊娠にも関わり、やせやストレス状態ではレプチンが働かないために不眠のみならず生理不順や不妊、流早産の原因になります。

日本では夜勤に従事する労働者は1200

図24　出生体重と成人後のメタボリック症候群の発症危険リスク（オッズ比）
母親の労働条件が次世代の健康に影響する

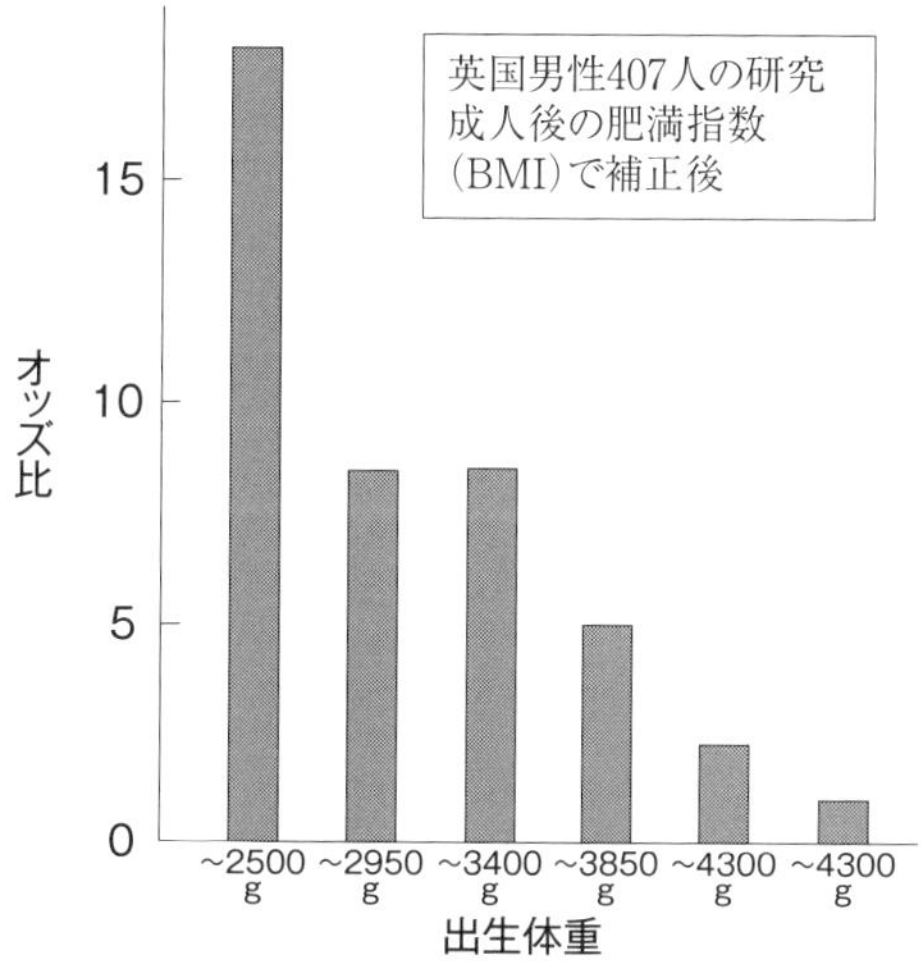

出典：英国男性407人の研究で成人後の肥満指数（BMI）で補正（注28）（2001年発表）より引用、筆者訳

万人を超えており、男女雇用機会均等法施行後は女性の夜勤・交替勤務者が増加しました。

夜勤・交替勤務は自律神経や内分泌・脳内ホルモンのリズムが狂うため、不眠症、うつ病、がん（国際がん研究機関が交替勤務を乳がんと前立腺がんの原因と認定）、高血圧、心血管疾患、糖尿病、胃腸障害など多くの病気につながります。「7最大の健康リスク」の章で紹介したように、特に女性では、夜勤・交替勤務や長時間労働が不妊症、流早産、低体重児の原因になりますが、低体重児は母体内での内臓発達不良が原因で、成人後の病気（高血圧、糖尿病、心疾患、メタボ等）になる率が10倍以上に増えます[28]（**図24**）。女性のやせ・ストレス・夜勤は、本人だけでなく次世代の健康をも損ないます。糖尿病やメタボを減らす対策として、現在の特定健診制度より、若年女性のやせ対策と夜勤・過重労働・高ストレスを減らす対策のほうがはるかに効果的です。

3

現実を直視する

10 もともと健康診断と保健指導では健康を改善できない

皆さんは、職場で行われる健診の目的が個人の健康管理のための病気の早期発見と思うでしょうが、違います。労働安全衛生法は事業者に、常時雇用する労働者（労働時間が正規の3／4以上のパートを含む）に対して年1回健診を実施することを義務づけています。その目的は、事業者が労働者の健康状態を把握し、仕事によって労働者の健康が害されないよう配慮する為に（安全配慮義務）、仕事や配置が適性かどうか判断することです。そのため、事業者の責任と負担で実施し、労働者も受診する義務があります。戦前の兵役検査（甲乙丙判定）と結核検診の延長で、健診結果によって通常勤務か業務制限か休業かの判定を医師にさせて、事業者にその医師意見を尊重するよう求めています。過労死等の職業関連疾患を防ぐ為に、全員に健康的な労働をさせ、過重労働等の有害労働をさせないのが欧米のやり方ですが、日本は健診結果をみて過重労働を継続してもよいかを医師と事業者に判断させる仕組みです。

日本では健康対策というと、健診で検査異常を早期に発見して早期に治療しましょうという二次予防が主体ですが、欧米では一般健診と保健指導は有益でないとされています。

表２　健診項目の有効性に関する科学的根拠の評価

評価対象とした項目

必須項目		**選択項目**	**その他**
身長・体重**	中性脂肪	心電図	胸部Ｘ線写真
血圧**	肝機能	血液一般	呼吸機能検査
身体診察	尿蛋白検査	HBV*	糖負荷試験**
聴診	尿糖検査	HCV*	高尿酸血症
腹部の診察	（問題）飲酒**		視力測定
血清コレステロール	喫煙**		聴力測定
			うつ**
			自殺

**: 有効性がある項目　　*:有効性が期待される項目
出典: 平成16（2004）年度厚生労働科学研究「最新の科学的知見に基づいた保健事業に係る調査研究」

日本の常識は世界の非常識でした。２００４年に厚生労働省の研究班「最新の科学的知見に基づいた保健事業に係る調査研究」（http://www.mhlw.go.jp/shingi/2005/07/dl/s0725-7e01.pdf）が健診項目の見直しのための検討を行いました。その結果、死亡率を減らす効果があると評価されたのは問題飲酒と喫煙の質問、身長・体重、血圧で、血液検査や尿検査はすべて科学的根拠なしと評価されました（**表2**）。米国カイザー健康財団の研究や英国ロンドンのグループが行った研究で健診と保健指導には死亡を減らす効果がないと判断されました。一部の研究では、高血圧性疾患、大腸がん、乳がんの死亡についてのみ効果が認められました[29]。**図25**は最近のデンマークの研究[30]ですが、病気にも死亡にも、健診と保健指導の予防効果はありません。

健診と保健指導・受診勧奨が死亡率を改善し

図25　多項目健診と保健指導の病気予防効果は見られない

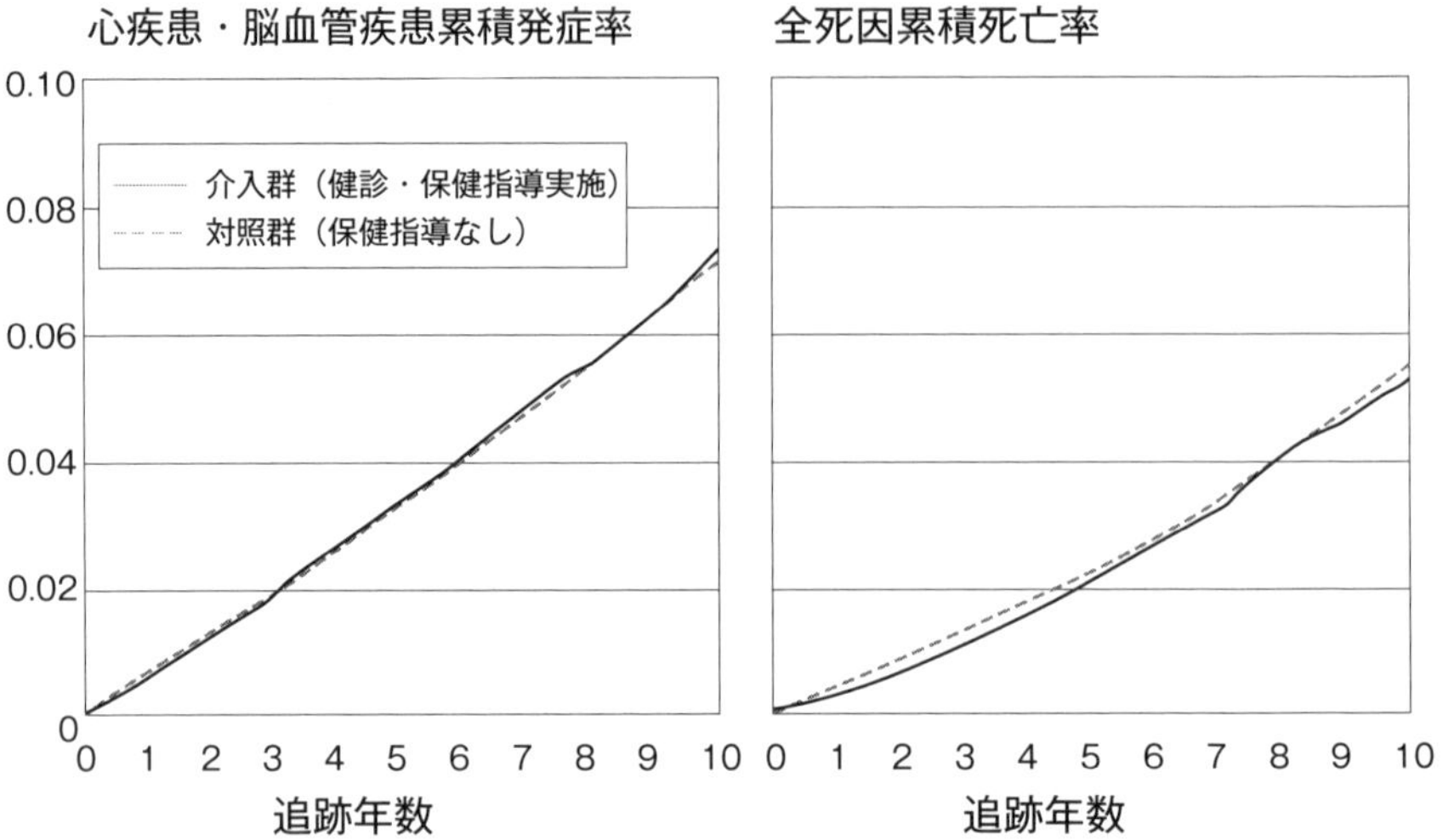

出典：デンマークで約６万人を対象とした健診と保健指導の心疾患・脳血管疾患累積発症率や全死因累積死亡率への効果（注30）（2014年発表）より引用、筆者訳

ない理由は主に4つです。1つめは健診未受診者や未治療者・治療中断者が多い問題です。2016年国民健康・栄養調査結果の概要によれば、高血圧と推定される人は日本人男性の35%、女性の25%とされ、約4000万人ですが、平成26（2014）年患者調査の概況（http://www.mhlw.go.jp/toukei/saikin/hw/kanja/14/index.html）では、治療を受けているのはその約1／4の1000万人あまりです。健診で指摘されても大半は治療しないのが現状です。

2つめは最も早期発見・早期治療の効果がありそうな血圧管理による脳血管疾患発症予防についてみても、**図26**のように、脳卒中の中で最も発症者が多い脳梗塞は4割が正常血圧、4割が高血圧治療中からの発症で、健診による対策の余地が小さいことです。[31]

図 26　脳卒中発症者の高血圧治療状況

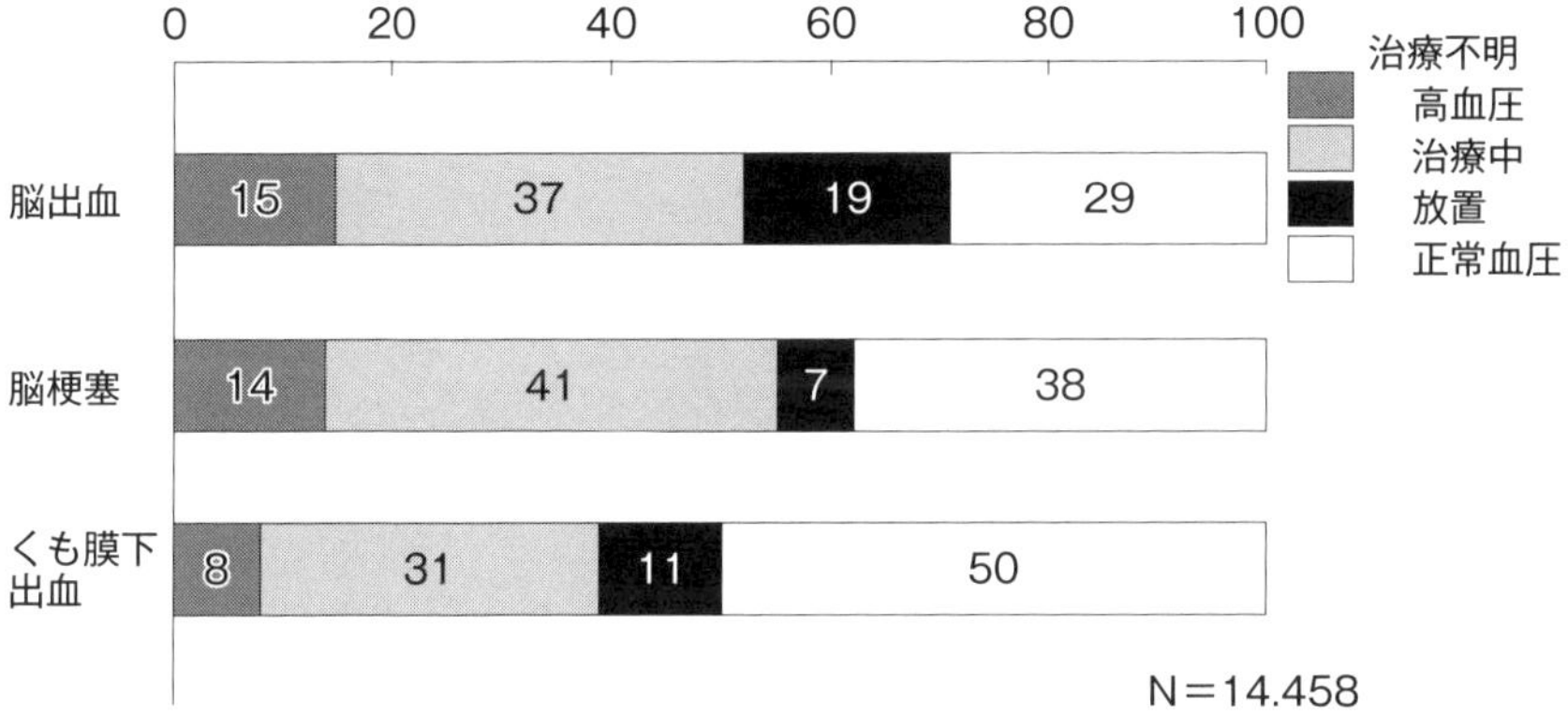

出典：秋田県脳卒中発症登録の成果（注 31）（1997 年発表）より引用

　３つめは多くの病気で治療の効果がさほど大きくない事です。一人の病気発症を予防するために何人の治療が必要かを示す指標がＮＮＴ（Number Needed to Treat——ＮＴＴとは関係ありません）で、脳血管疾患では67人です。心筋梗塞予防のためには１００人、一人の死亡を減らすためには１２５人の治療が必要です（the NNT http://www.thennt.com/nnt/anti-hypertensives-to-prevent-death-heart-attacks-and-strokes/）。１２５人治療しても１２４人は動脈硬化による死亡が予防できないか、高血圧と関係がないがんなどで死亡するかで、治療の効果がなかったという事です。治療すれば予防できるという確率は極めて低く１％にも満たないのです。これらは主に欧米のデータで、日本では心疾患が極めて少ないため、心疾患予防と全死亡予防のＮＮＴはより大きいです。
4つめは前述のように、健診と保健指導では不健康習慣が改善しないからです。

11 健康チェックは自分で行う時代へ

高度なセンサーとIoT（Internet.of.Thing）やAIの発達により、健康にとって重要ないくつかの情報が個人でリアルタイムに入手できるようになってきています。体重や体脂肪率、歩数や運動量（加速度計）、心拍数や交感神経機能などを計る機械は以前からあり、血圧・心電図・血糖等は24時間測定できますが高価です。近いうちに時計程度の大きさと体重計並みの価格で、それら全てが計れるようになるでしょう。

現在の健診では、健診時の一瞬の血圧や血糖から高血圧や糖尿病の危険性を判断する仕組みですが、実際にはそんな単純なものではありません。睡眠中の血圧が重要で、しっかり下がり、日中に生じた心臓や血管の負担が修復できているかどうかが心臓病や動脈硬化に深く関わっていますし、覚醒時の血圧でも、安静時血圧だけでなく、仕事中の血圧や寒さや緊張で起こる血圧の急上昇（血圧サージ）が脳血管疾患や心筋梗塞の引き金になります。それらを評価するには24時間の血圧モニターが必要です。現在でも上腕に巻いておくと30分毎などにポンプで自動的に血圧を測る携帯用の血圧計がありますが、動いていると正確に計れませんし、入浴中も計れません。一般的には、起床直後と就寝前、各食前などに家庭用自動血圧計で血圧を自己測定してもらい、その平均値で評価する方法が最も正確ですが、近いうちに付けているだけで自動的に血圧を測定し、時間帯毎にその平均値を出し、血圧サージの有無を判断してくれる機器が現れるでしょう。

血糖では皮膚に貼り付けるだけで、血糖値を自動で測定しスマホに転送するパッチが実用化しています。これにより、夜間の血糖や飲食後やストレス後の血糖の急上昇（血糖サージ）も正確に評価できるようになりました。現在は高価ですがそのうち安価に使えるようになるでしょう。少量の尿や唾液でがんなどいくつかの病気を有する確率を算出する研究も進んでおり、既に郵送検査を実施する会社もあります。

機器や技術は今後大きく進歩すると思いますが、病気に関する評価や判定は医師しか行ってはいけない法律がありますので、個人で情報を集めて医師に相談する、あるいは、医療機関で機器をレンタルして測定して評価を受ける、という健診のスタイルに移行するのではないかと思います。

一方、マイクロソフトのMS.HealthVault.Insightのように、利用者が健康データを登録するとＡＩが自動で評価してくれる時代が来るかも知れません。自宅で簡便に検査できる時代が来たとしても、貧困や社会経済的地位と健康に関する知識や関心が低いために、検査や健診を受けられない人達（健診弱者と呼ばれています）が必ずおり、この人達の中に重大な健康問題を抱えた人が多い事も確かな事実であり続けるでしょう。

日本国憲法第25条には「すべて国民は、健康で文化的な最低限度の生活を営む権利を有する。国は、すべての生活部面について、社会福祉、社会保障及び公衆衛生の向上及び増進に努めなければならない。」と規定されています。日本は国民皆保険制度で、国民はどこかの健康保険に入る事になっており、協会けんぽなどの健康保険に加入していない人は自動的にどこかの市町村国保加入者と見なされます。国や自治体が本来の責務である公衆衛生の向上のため、無保険者を把握し健診や健康サービスを提供するよう努めるべきです。

12 日本社会の最大の健康問題は自殺（自死）とメンタル不調・プレゼンティズム

自殺者は1998年に急増し、2003年の3万4427人をピークに、2015年には2万4025人まで減少したが、20～44歳では増加が続いています（図27）。小田切陽一教授（山梨県立大学・看護学）によれば、人口10万人あたりの死因別65歳以下損失余命（YPLL65）は、2008年以降がんを抜いて自殺が最大の死因になっており、特に20～44

図27　年齢階級別自殺死亡率の比較（1998＝平成10年・2008＝平成20年）

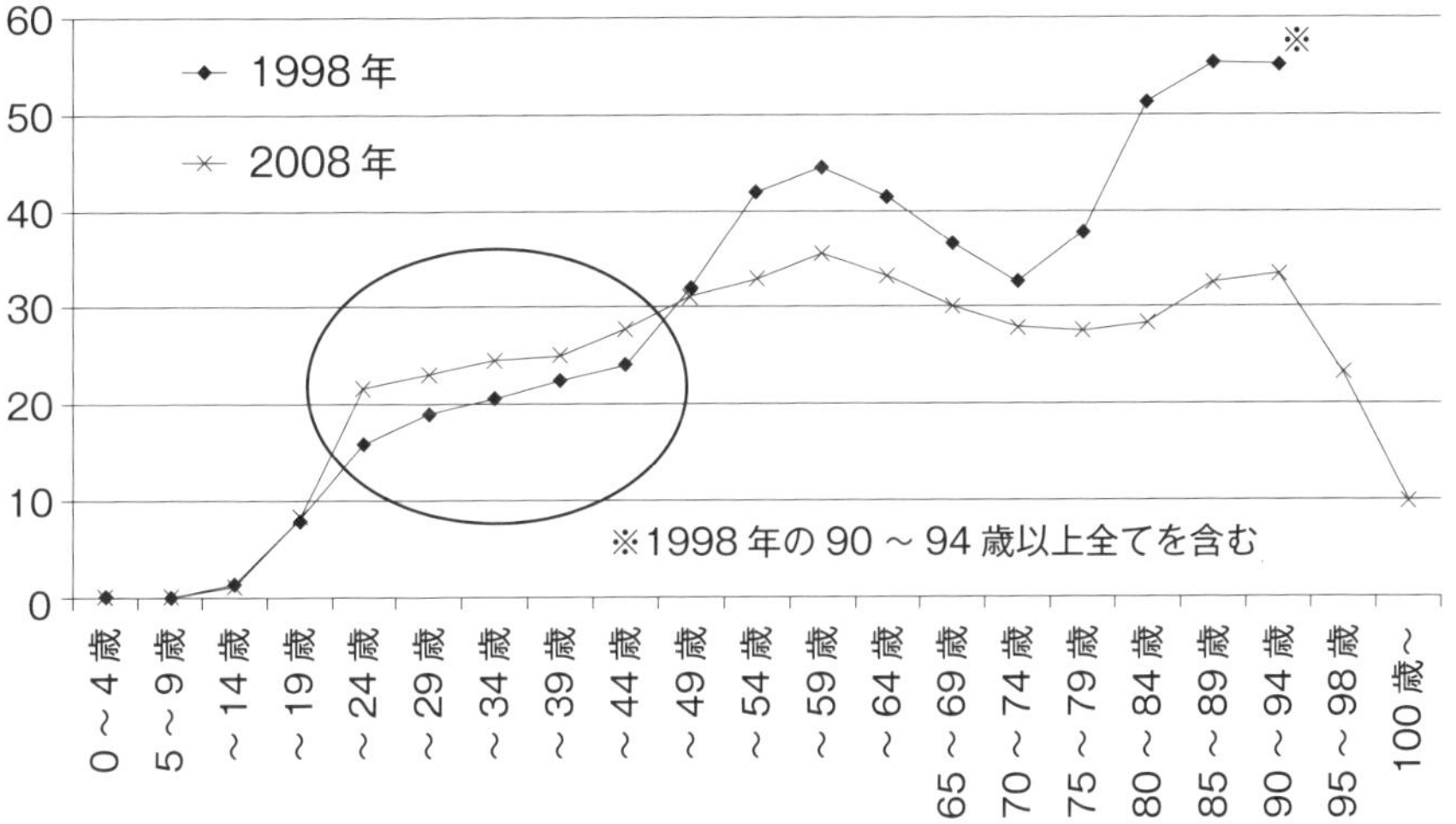

出典：厚生労働省人口動態統計。厚労省の「みんなのメンタルヘルス」より引用
（http://www.mhlw.go.jp/kokoro/nation/4_07_01about.html）

歳の自殺増加が影響しています。若年層の自殺は就職氷河期の失業率の上昇と非正規雇用の拡大リスクと合致しています。(32)

「平成27（2015）年労働安全衛生調査（実態調査）」（http://www.mhlw.go.jp/toukei/list/dl/h27-46-50_kekka-gaiyo.pdf）によると、1年間に全国でメンタルヘルス不調により連続1カ月以上休業した労働者は0・4％、退職した労働者は0・2％、産業別では、休業は情報通信業が1・3％、退職は情報通信業、宿泊業、飲食サービス業および医療・福祉がそれぞれ0・4％と最も高い、精神疾患の休業は公立学校教職員が0・54％（2015年度文部科学省調査）、国家公務員が1・24％（2014年度人事院年次報告書）で、メンタル不調の危険は国家公務員が最も高いです。

厚労省の「平成24（2012）年労働者

健康状況調査（労働者調査）」（http://www.mhlw.go.jp/toukei/list/dl/h24-46-50_05.pdf）では「現在の仕事や職業生活に関することで強い不安、悩み、ストレスとなっていると感じる事柄がある」割合は60・９％、その内容（３つ以内の複数回答）は、「職場の人間関係の問題」41・３％、「仕事の質の問題」33・１％、「仕事の量の問題」30・３％でした。

労働政策研究・研修機構が２０１４年１～２月に実施した調査によると、過去３年間で精神的な不調を感じたことがある人が全体で25・７％で、「医療、福祉」は36・０％でした。１週間の総労働時間が長くなるほどメンタル不調者が増え、60～79時間は約30％、90時間以上では37・５％、正規雇用者で過去5年間に会社から退職勧奨や配転・降格など意に沿わない処遇を受けた者は17・１％、過去1年間にいじめ等に類する行為は39・３％に及んでいました。

また、プレゼンティズムと呼ばれる「休職に至らない健康不調」も大きな問題です。体調や気分が悪く元気がないため、職場の労働生産性を低下させ、職場や家庭・地域の人間関係を悪化させます。経済産業省商務情報政策局「健康経営の推進に向けた取組[33]」によれば、血圧など健診で分かる生物学的リスク、喫煙・飲酒などの生活習慣リスク、主観的健康観や生活・仕事満足度・ストレスなどの心理的リスクが多いほど社会的損失コストが大きく、リスクが６以上ではリスクが３以下に比べて損失コストが年間30万円も大きいとされています。損失コストの７～８割がプレゼンティズムによるもので、休業（アブセンティズム）や医療費による損失より大きく、プレゼンティズムは健診結果の異常などの生物学的リスクより、睡眠と飲酒習慣や心理的リスクとの相関が強いのが特徴です。

本人の健康向上と社会的損失を減らすために、健診結果に対する対策より、主観的健康観や生活・仕事満足度・ストレスなどの心理的リスクの改善が優先されるべきです。

13 「ストレスチェック」で個人のメンタル不調は改善できない

メンタル不調対策として、２０１５年12月から「心理的負担の程度を把握するための調査（ストレスチェック）」が始まりました。この制度は、民主党政権時代の２０１１年に、当時は「精神的健康の状況を把握するための検査（メンタルヘルスチェック）」として厚生労働省から提案されました。しかし、産業医や産業看護職などが加入する日本産業衛生学会や、精神科医が加入する日本精神神経学会などが制度の問題点を指摘し、拙速な法改正に反対しました。結果として「精神的健康の状況を把握するための検査」は見送られ、改めて「心理的負担の程度を把握するための調査」に変えて再提出され、全会一致で法改正され、実施されました。ここには、単なる名称変更に留まらない病気の原因や予防法に関する大切な問題が含まれており、「ストレスチェック制度」や健診の意味を正しく理解するために必要ですので、詳しくお知らせします。

主な問題点の第一は、心身の健康を分離して検査することは健康を身体的精神的社会的に捉えるというＷＨＯの健康観に反しており、メンタルヘルスチェック調査票には精神疾患を早期発見するという科学的根拠もなく、たとえ、疑わしい労働者をピックアップしてもその後の有効な対策が全国的に整備されていないこと、第二に、当時は労働者に受検義務があり機微な個人情報が含まれるメンタルチェック結果が、上司や事業者に知られると労働者が不利益を被る事例が発生する可能性が高いこと、第三に、対応が精神的健康を損ねた労働者の自己責任に委ねられること、第四に、ストレスチェック実施者や実施方法の選定、結果情報の保管と管理、面接医の確保と面接結果の管理など、全て事業者の責任とされたが、産業医のいない小規模事業場では困難が予想される事でした。現実には産業医がいる所でも面接医の確保など困難を抱えています。

批判を受けて、厚生労働省が「精神的健康の状況を把握するための検査」を「心理的負担の程度を把握するための調査」に変え、労働者の受検義務を外して、労働者がストレスチェックを受けなくても事業者が不利益を与える事を禁止し、衛生管理者や産業医の選任が義務でない50人未満の事業場は当分の間努力義務にしました。最も重要な変更は、「精神的健康に関する検査」は早期発見・早期治療という二次予防の対策でしたが、国会の付帯決議でストレスチェックでは一次予防（セルフケアと職場改善）が目的であるとされた事でした。しかし、法律文面では高ストレス者に対する個別の医師面接が義務化された一方で、集団分析による職場改善が努力義務に留まったため、以前のメンタルヘルスチェック制度と同様の問題を残してしまいました。

そのため、医師会や日本産業衛生学会産業医部会等が、産業医にストレスチェックを職場改善につなげるための研修を実施していますが、現状は、衛生委員会などで集団分析結果を討議し職場改善に繋がる方針が作られ実践されている所は少なく、科学的根拠のない個人への対策が中心です。厚生労働省のQ&Aでは、男女別に3人以上の集団なら健康リスク点数などの平均値を示す事は問題ないとされていますので、集団分析をできる限り細かく行い、衛生委員会などで高ストレス職場の改善を討議しましょう。

高ストレス者医師面接も、個人に対するセルフケアの指導と共に、面接者の了解を得て、職場に働き方や人間関係などの改善を助言・勧告することが求められています。高ストレス者が困難に思っている事は、働きやすい快適職場づくりのためのヒントです。

昔、鉱山の坑道で作業する際にカナリアを連れて行きました。酸素が不足し有害ガスが発生すると、人が気づくより早くカナリアが鳴かなくなり倒れます。センサーのない時代にはカナリアがセンサーとなり、避難するよう教えてくれました。高ストレス者は職場の問題を教えてくれるカナリアです。集団分析の結果と合わせ、高ストレス者の声に真摯に耳を傾け、訴えを放置せず、職場改善に繋ぐ事が出来れば、皆が働きやすい職場に変える

図28　医療機関職員の暴力威嚇体験の有無とストレス要因

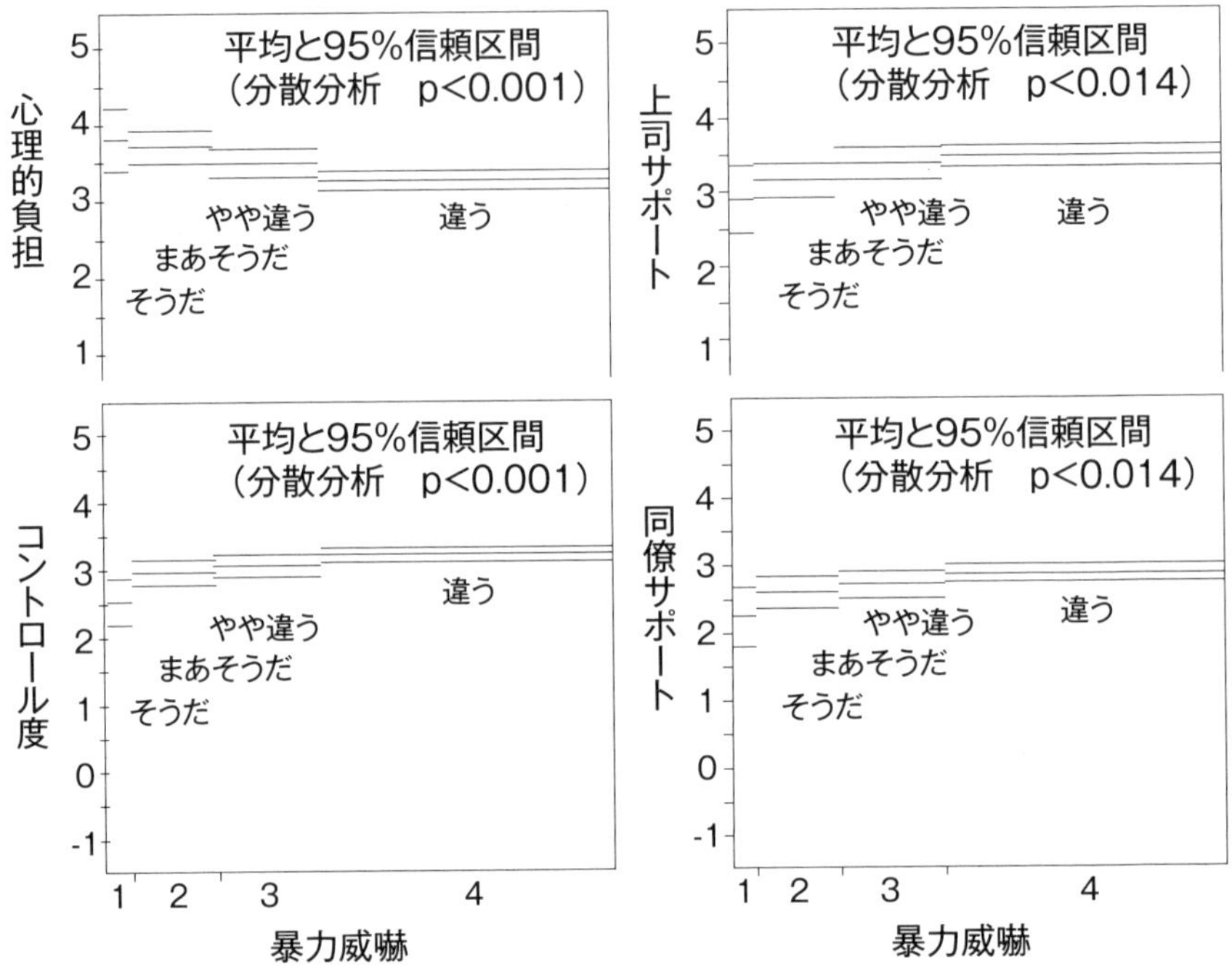

出典:「地域保健」(2017.7)(注8) より引用

事が出来ます。

　集団分析や医師面接を活用した職場改善事例を紹介します。職場や個人の情報管理のため、いくつかの職場の実例をまとめてアレンジしています。

　ある医療機関では、全体の総合健康リスク（100が全国標準で、大きいほどストレスによる健康障害のリスクが高く、少ないと低い）は約100で、標準的ですが、集団分析では療養病棟群で130を超えていました。療養病棟群は職員の1／3が利用者からの暴力威嚇体験があり、暴力威嚇体験と健康リスクが関連していることが分かりました（**図28**）。近年認知症患者によるひっかき、かみつきなどが多発していましたので、看護・介護部で認知症患者の理解と対応や処置時の適切な拘束について研修を始め、約110まで減少しました。

ある製造・物流事業場では、全体の総合健康リスクは90台で問題ありませんが、数人の職場の総合健康リスクが約130で前年より30以上悪化していました。特にコントロールリスクと上司・同僚の支援リスクが高いため、職場の管理が問題と思われました。上司の課長自身のストレス点数も高く、高ストレス者面接をしました。その課長は、最近部署異動があり、今の部署の事がよく分からない事、前任者の管理の仕方が自分と異なり職員が指示を聞いてくれない事、部長に相談しても自分で考えてみなさいと言われ、どうしたらよいか分からず眠れない事が分かりました。本人の了解を得て、衛生管理者や部長と相談し、課長にはしばらく休職してもらい一旦前の人事に戻し、課長は本人のやり方が合う別の課の課長に異動して復職しました。

また、個人の業務分担制が強く、業務の変動時やトラブル発生時も他の職員に相談や支援を頼めない状況でしたので、研修によって業務の8割は共同して行うように変更しました。翌年の検査では総合健康リスクが110を超える職場はなくなり、課長も元気にやっています。

上司の支援リスクが高い場合でも上司個人の問題と考えず、人事管理を含む事業場管理の課題と考え、個人指導ではなく職場全体を良くする対策を考える事が大切です。

ストレスチェックの結果から分かる個人の困難を個人任せにせず、カナリアの警告サインと捉え、皆で守り合う風土・文化を職場に育てて欲しいと思います。

14 不健康リスクのコンビニエンスストア：ワーキングプアのタクシー運転手

常勤で働いても年収200万円未満のワーキングプアの代表は若年介護労働者と中高年運転従事者です。特に、ワーキングプア・長時間労働・深夜勤務・緊張の連続・拘束姿勢・運動不足・夜食等に高齢という不健康要因がそろっているのがタクシー運転者です。

職業運転従事者の年間賃金は全民間479万円（平均42歳）に対して、バス454万円（49歳）、大型貨物424万円（47歳）、タクシー301万円（59歳）と少なく、バスやトラックも大手定期路線の賃金は比較的高いが、定期路線をもたない小規模運送会社の臨時バスやトラックなどの賃金は少ないという格差があります（「賃金構造基本統計調査」2014）。

私が産業医をしているタクシー会社の40歳以上408人中、虚血性心疾患（狭心症と心筋梗塞）の既往は23人（有病率5・6％）で、そのうち21人（虚血性心疾患の92％）が冠動脈カテーテルかバイパス手術の治療を受けていました。8割が発症後も深夜長時間勤務に従事しており、平均年収は250万円で発症前より114万円減り、治療中断者（平均年齢55歳）の平均年収は190万円でした。この年収では治療継続は困難です。

経済的理由により治療困難であったタクシー運転者の事例を紹介します。

52歳男性。夜勤専門、週6日勤務（手取り月7万円）＋休日もバイト扱いで勤務（月2万円）。2年前から健診で胸部要精査だが、「金がない」と何度も精査拒否。呼吸困難で相談を受け、無料低額診療を利用してやっと受診したが、進行肺がんで受診後2週間で死亡。

61歳男性。食肉卸営業を不況で早期退職し、57歳でタクシー運転手に転職。雇い入れ時健診で血圧169／111だが、お金がなく未受診。血圧が下がるまで深夜勤務と時間外労働を制限してやっと受診し、110／78に改善。再びお金の問題で治療中断し、勤務中に大動脈解離を発症。バイパス術にて職場復帰するも勤務中に再発し死亡。

これらの人々に、食費や住居費などを削って医療費に回して受診しろと言うべきだったのでしょうか、市の職員が生活保護に認定するので安心して治療を受けなさいと説得してくれるのでしょうか、受診しなかったのは自己責任なのでしょうか。

15　不健康リスクのデパート専門店街：医療・介護施設

公務員の職種別公務（業務上）災害の頻度（千人あたり）[35]を平成27（2015）年度の資料で見ると（図29）、1位は医師・歯科医師、2位は清掃業務員、3位が調理員、4位が看護師、5位が警察官で、毎年この5職種は上位を占めており、特に医師は増加傾向です。医師・看護師は警察官以上に危険な職業である事が分かります。

災害の原因を見ると、全体では95％が負傷ですが、疾病では眼疾患、腰痛、皮膚病が3大原因です。職種別の労災の原因（平成25（2013）年度）は、医師・歯科医師は負傷が90％ですが肝疾患や呼吸器疾患も多く、看護師は負傷が88％で、呼吸器疾患、眼疾患、肝臓疾患が目立ちます。清掃作業員は負傷が87％で眼疾患や皮膚病が多く、調理員は負傷が97％でした。

奈良県（2006年から08年）では公務災害の約1／5が病院で発生しており、原因として1位が転倒、2位が針刺し事故、3位が動作の反復でした。北海道では平成24（2012）年度の病院職員公務災害の54％が針刺し事故でした。過去には針刺しによる死亡災害（肝炎ウィルスの感染で劇症肝炎を発症し死亡）も発生しています。医療従事者は結核罹患の

図29　職種別公務災害千人率

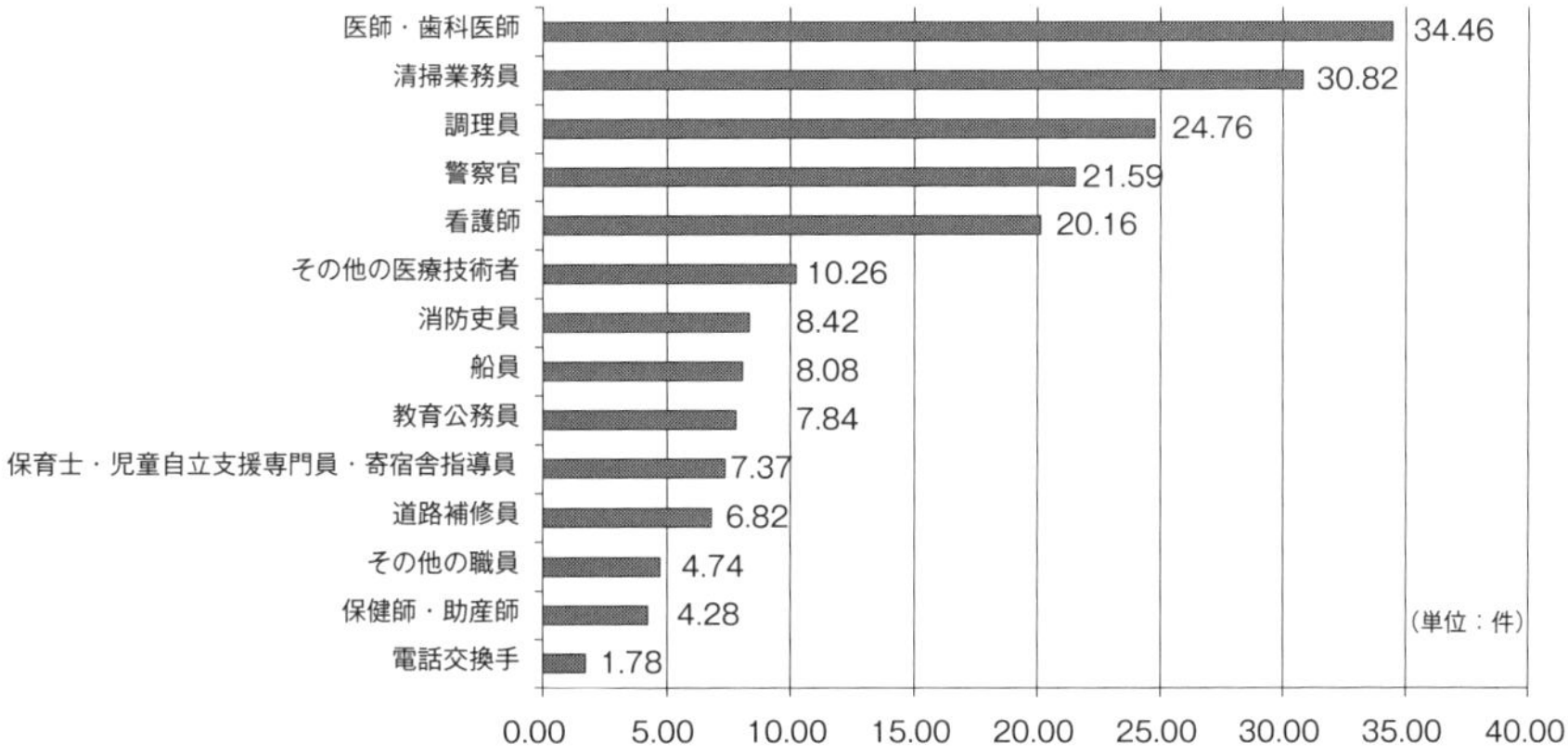

出典：公務災害の現況 〜平成26(2014) 年度認定分〜(注35) より引用

危険も高く、大阪市（1999〜2003年）の調査[34]では、女性看護師（准看護師を含む）の結核罹患率は一般住民の3倍でした。エボラ出血熱が蔓延したリベリアでは死者の15%が医療従事者だったとされ、厳密な感染予防策が確実に実施されないと危機的な感染症流行時には医療従事者が真っ先に犠牲になるリスクを抱えています。

少し古いですが、約5万人の医療介護従事者が加入する共済組合のデータでは、3ヵ月以上の長期病気休業は職員1000人当たり精神疾患が2・6件でトップ、次いで腰痛などの筋骨格系の1・7件、悪性新生物の1・3件、妊娠出産異常の0・4と続いています。給付月数でみても、心の病気の671ヵ月に続いて、筋骨格系の379ヵ月、悪性新生物の270ヵ月で、休職月数の76%がこの3つで占められています。性年齢調整後の長期病気休業が多い職種は男女の事務・女性ソーシャルワーカー・女性看護師で、精神疾患による休業が多い職種はそれらに加えて女性医師で、筋骨格系による休業が多い職種は調理・看護師・リハビリなどの技師でした。

ある医療介護施設グループの職員約1000人のデータでは、1日以上の短期休業を含む休業の原因は、1位が筋骨格系疾患（32％）、2位が妊娠出産（19％）、3位が精神疾患（18％）でした。

厚生労働省が医療従事者における過重労働の防止のための課題等を把握することを目的として、2018年1月に全国の病院（無作為抽出された4000病院）及び病院に勤務する医師と看護職員（計約4万人）を対象に「医療従事者の労働時間と働き方に関するアンケート調査」を実施しています。医療機関職員の過重労働についての報告は多いですが、全国の実態が明らかになり対策が進む事を期待します。

4

健康のために社会をつくり変える

16 そもそも健康とは何か

改めて、あなたにとって健康とはどんな状態ですか、今は健康ですか、と問われたらどう答えるでしょうか。「通院中の病気があっても、仕事や自分の事が自分で出来る自立した状態」なら健康と思う人もいるでしょう。健診で、「血圧が高い、血糖が高い、脂質が多いとか、貧血等と言われた」ので健康でないと思う人もいるかも知れません。「膝関節が傷んで手術をしないと歩けなくなると医師から言われた人」が手術を拒否して世界の山岳レースで入賞していますが、その人は健康でしょうか？　健康でないのでしょうか？同じように他人に依存し自立していない状態でも、赤ちゃんの場合は健康で、高齢者の場合は健康でないと思う人が多いのはなぜでしょうか？「たくさんの病気を抱えていても、何とか自分で食事を作って食べている110歳」は健康なのか健康でないのかどちらでしょうか？

1946年に作られた世界保健機関（WHO）憲章（日本は1951年に批准）には、有名なHealth is a state of complete physical, mental and social well-being and not merely the absence of disease or infirmity.「健康とは、病気でないとか、弱っていないということで

はなく、肉体的にも、精神的にも、そして社会的にも、すべてが満たされた状態にあることをいいます。（日本ＷＨＯ協会訳）」という健康の定義があります。その後、１９９８年にHealth is a dynamic state of complete physical, mental, spiritual and social well-being and not merely the absence of disease or infirmity. という新しい提案がなされました。健康は静的に固定した状態ではなく健康と疾病は揺れ動く連続したものということを示すdynamicと、人間の尊厳の確保や生活の質を考えるために必要で本質的なものだという観点からspiritualが加わっています。この提案は提案のままで、定義が変わってはいませんが、健康を考える際に重要な視点です。

日本では健康というとどうしても身体的な病気の有無を重視しがちですが、世界では70年以上前から、精神的にも社会的にも満たされる事が重視されている事に改めて注目していただきたいです。「重い病気にかかってしまった、障害をもってしまった」のでもう健康にはなれないとか、「健診で指摘される異常がない」ので健康だとかは、間違った考え方です。私個人としては、身体的健康、精神的健康より、社会的健康が一番大切であると感じています。

私が好きな歌の一つ、中島みゆきの「命の別名」に「僕がいることを喜ぶ人がどこかにいてほしい…名もなき君にも名もなき僕にも」という歌詞があります。身体や心の病気があっても、社会とつながることで自分らしく生きて、「僕がいることを喜ぶ人がいる」ことに生きがいを感じることが出来れば、社会的健康と言えるのではないでしょうか。

個人と社会とのつながりについて、現在は、自立・自己責任を強迫的に求められる傾向が強まっていますが、誰にも依存しない自立など到底不可能であり、自立ではなく孤立です。社会は元々相互依存する人々の集まりであり、「依存先を増やしていくことこそが自立である」（熊谷晋一郎東京大学先端科学技術研究センター准教授 http://www.univcoop.or.jp/parents/kyosai/parents_guide01.html）という理解を広げたいと思います。

17 病によって生まれた巨人

重い病気にかかった後のほうが病気になる前より、自分らしく生き生きと生きていた人もいます。東京大学医学部名誉教授（免疫学）で文化功労者の多田富雄氏は、金沢旅行中に脳梗塞に倒れ、右半身麻痺で言葉を失い、つばを飲み込む事も出来なくなりました。24時間よだれを垂らしながら、左手の指一本で書き上げた『寡黙なる巨人[36]』には、障害を負った後に多田氏の中に新たに生まれた「巨人」について書かれています。「巨人」は言葉を発する事は出来ませんが、巨大な権力と正面から戦う「巨人」に成長し、障害者の長期リハビリを切り捨てようとする政府に対して先頭に立って抗議し続けました。世界的に著名な免疫学者として世界を飛び回り講演していた頃より、病気を発症した後のほうが「昔より生きていることに実感を持って、確かな手ごたえをもって生きているのだ。」と語っています。

多田氏は能楽にも造詣が深く、脳死と心臓移植を題材にした『無明の井』、朝鮮人強制連行の悲劇『望恨歌』、脳梗塞後には原爆被災地広島・長崎を題材にした「原爆忌」など新作能も作り、２００５年に観世秀夫さんらが上演しました。「病気に苦しんだおかげで、死者が人間に何を訴えかけているのかが、わかってきた気がする」とも語っています。

誰しもなりたくない病気や障害ですが、そのおかげで人間として成長することが出来、自分の人生に対する満足感が向上していった姿には、健康や人生について考えさせられる事がたくさんあります。

２０１７年に乳がんで亡くなった小林麻央さんが２０１６年に英国ＢＢＣから「100 Women」に選ばれた際に送った文章に「人の死は、病気であるかにかかわらず、いつ訪れるか分かりません。例えば、私が今死んだら、人はどう思うでしょうか。『まだ34歳の若さで、可哀想に』『小さな子供を残して、可哀想に』でしょうか？？　私は、そんなふうには思われたくありません。なぜなら、病気になったことが私の人生を代表する出来事ではないからです。私の人生は、夢を叶え、時に苦しみもがき、愛する人に出会い、２人の宝物を授かり、家族に愛され、愛した、色どり豊かな人生だからです。」「だから、与えられた時間を、病気の色だけに支配されることは、やめました。なりたい自分になる。人生をより色どり豊かなものにするために。だって、人生は一度きりだから」と書かれています（BBC NEWS JAPAN　http://www.bbc.com/japanese/features-and-analysis-38073955）。

若くして死に至る病を得る事は誰もが避けたいと思いますし決して幸せな事ではありませんが、それでもなお、短くてもなりたい自分になれたなら幸せで spiritual には健康だったと言えるかもしれません。

18　極限状況と健康

第二次世界大戦中、ユダヤ人としてアウシュヴィッツに囚われ奇蹟的に生還したV・E・フランクルが強制収容所から解放された翌年に、ウィーンで行った講演をまとめた本が『それでも人生にイエスと言う』[37]です。ある収容所の囚人達が「それでも人生にイエスと言おう」という歌を作り歌い、歌だけでなく、実際に同じように行いに移したそうです。どんな人生でも人生はそれ自体意味があり、「人間はあらゆることにもかかわらず、…困窮と死にもかかわらず、身体的心理的な病気の苦悩にもかかわらず、また強制収容所の運命の下にあったとしても…人生にイエスと言う事ができるのです。」というのがこの講演の結論です。悲惨な体験と思索を踏まえて、すべての悩める人に「人生を肯定する」ことを訴えています。

V・Eフランクルが強制収容所における体験を冷静な心理学者の眼で見て限界状況における人間の姿を記録した『夜と霧―ドイツ強制収容所の体験記録[38]』も有名です。強制収容所の体験は社会的不健康の最たるものですが、「それでも人生にイエスと言う」事が出来れば健康に近づけるのでしょう。実際にそれを証明し、健康概念や健康増進に衝撃を与えた研究があります。

ユダヤ系アメリカ人の健康社会学者アーロン・アントノフスキーが1970年代に行った調査があります。大戦中のナチスの強制収容所から帰還し、当時中年期を迎えていたユダヤ人女性の7割が健康を害しており、これは収容所体験のない同年齢女性の5割より多かったのです。アントノフスキーは、不健康の原因でなく悲惨な体験をしてもなお健康を維持している3割の女性に着目し、特性を調べました。健康と健康破綻（病気）は連続していて常に変化している事、ＳＯＣ（Sense of Coherence）と呼ばれる『首尾一貫感覚』が健康を保ち増進させることを見つけました。

ストレス状態を作る要因（ストレッサー、以下ストレスと略）が加わっても、それによって作られた緊張状態の処理に成功すればより健康側に動き、処理に失敗すれば健康破綻側に動きます。緊張処理の成否は周りにある汎抵抗資源（難しい言葉ですが、健康に役立つ外部資源です）の質や量と、それを動員する力であるＳＯＣの強さにかかっています。ＳＯＣは簡単にいうと「その人に浸みわたった、ダイナミックではあるが持続する確信や志向性で、第１に自分の内外で生じるできごとは予測と説明が可能であるという確信、第２にそのできごとに対応するための資源はいつでも得られるという確信、第３にそうした対応は挑戦するに値するという確信から成る。」と定義されています。[39]

これを見ると宗教などに裏打ちされた強い信念のようにも思えますが、原理主義のように固い信念は健康に悪く（ＩＳのように自爆テロを起こせば最悪）、環境や状況の変化に対応できる柔らかさが必要とされています。ＳＯＣは幼少期の教育や良い豊富な人生経験によって形成され、ストレスに抵抗するために汎抵抗資源を必要なだけうまく使うことによって、ストレスによる緊張を処理できたという成功体験によって強化されます。汎抵抗資源には社会経済的地位や経済状態、人やソーシャルネットワーク、物や情報、制度や社会サービスなど、緊張の緩和に役立つあらゆるものが含まれます。トランプ政権下のワシントンで、増加したストレスに対する対策としてマインドフルネスが流行っています。禅や瞑想を通じて、過去にこだわり将来の不安に悩むのではなく、「今この瞬間の自分の体験に集中して対応できるようにする」ことは緊張を緩和し健康にも通じます。

こうしたアントノフスキーの健康生成論は、ＷＨＯのヘルスプロモーション（健康増進）の基礎理論の一つとなっています。日本で健康増進というと食事のカロリーや塩分を減らしましょう、運動しましょう、禁煙しましょうと思われがちですが、全くの勘違いです。ヘルスプロモーションは人生観や生き方、社会との関わりや社会のありように関わる深い概念です。２０１７年に再ブレイクした『君たちはどう生きるか』(40)の言葉を借りると、「本当に人間らしい人間関係」をつくり、「自分で自分を決定する力を持っている。だから、誤りから立ち直る事もできる」ようにすることがヘルスプロモーションです。

私たちも遠からず死にます。早死には避けたいと願いますが、どんな長生き社会になっても、どんなに健康に気をつけても、一定の確率で早死にする可能性があります。例え早死にしても人生の敗北者ではありませんし、長生きが人生の成功者でもありません。健康や長生きは人生の目的ではなく、自分らしく生きるため、人生で自分が望む何かをなすための時間と力を与えてくれ、死ですら「自分の死を死ぬことが意味のあることであり得る」（V・E・フランクル）のです。

19 社会を変えれば健康が改善する　ポピュレーションアプローチ

個人の健康は置かれている環境や社会経済的地位に大きく影響を受けるので、社会を変えることは個人が生活習慣を改善するより大きな効果をもたらします。国・社会・職場で、政策や環境を変える（あるいは守る）ことによって、人々の健康を大きく改善させた（守った）多くの実績があります。

日本は第二次世界大戦後に完全雇用と社会保障により社会を安定させ、乳児死亡率や平均余命を劇的に改善させました。リーマンショックで国の財政が破綻した国の中でも、社会保障や年金を削減しなかったアイスランドでは死亡率が増加せず、財政も急速に回復しましたが、ギリシャは社会保障や年金を削減したため、死亡率が増加し、財政も回復していません。[41]

○食品　英国等では政府が食品加工業界を説得し食塩使用量を低下させ、高血圧と脳卒中を劇的に減少させました。英国では国民の食塩摂取の約2割を占めるパンを始め、ケチャップ・ポテトチップス・チーズ・ソーセージなどの食品業界に対して、自主的に毎年少しずつ食塩使用量を減らす（5年間で40％減）事を強く指導し、国民一人あたりの食塩摂取量を約15％（1・4g）減らす事に成功し、それに伴って虚血性心疾患と脳血管障害を約4割減りました（武見ゆかりら、地域・職域の食生活課題の把握・分析をふまえた栄養教育・食環境整備、http://www.pbhealth.med.tohoku.ac.jp/japan21/slide-pdf/27-slide-4.pdf）。

業界が危惧していた食塩量の減少による消費者の不満や消費量の減少は見られませんでした。消費者は食塩量が減っている事に気づきもしませんでした。英国では砂糖消費量もこの方法で減らそうと、スナック菓子・清涼飲料水・ハンバーガーなどのジャンクフードの宣伝を禁止し、清涼飲料水に砂糖税を導入しました。国民、特に子どもの摂取エネルギー量を減らし、糖尿病や肥満関連疾患などの健康被害を防ぐ狙いです。同様の砂糖税はフランス、ノルウェー、メキシコなどでも導入されています。

フィンランドも1975年から現在までに、国民一人あたり食塩摂取量を40％減らし、最高血圧・最低血圧ともに約10mmHg低下させ、脳卒中と動脈硬化性心疾患による死亡を75～80％も減らしました[42]。

日本でも、加工食品用の塩消費量の変化と国民一人あたりの食塩摂取量の変化が相関している事から、特定健診・特定保健指導制度で高血圧者やメタボ者を見つけて医療従事者が個別に指導を行うより、食品加工業界への指導・規制を行うほうが遙かに簡便で安価で確実で効果大です。

米国のニューヨークでは、貧困地域でも生鮮食料品が買えるよう一定以上の生鮮食料品の売り場面積を条件に貧困地域でのスーパーマーケットの出店や拡張を優遇する政策があります。貧困者に対し健康のために「ジャンクフードに代えて生鮮食品を自宅で調理して食べましょう」と指導するより、現実的で有効な健康対策です。

○交通　EU諸国ではトラムなど公共交通を充実して、自転車共有サービスと自転車専用

図 30　2007年にパリ市が導入した自転車共有サービス「ベリブ(Velib)」
市内に約 1,800 カ所、約 300 メートルごとに設置されている。

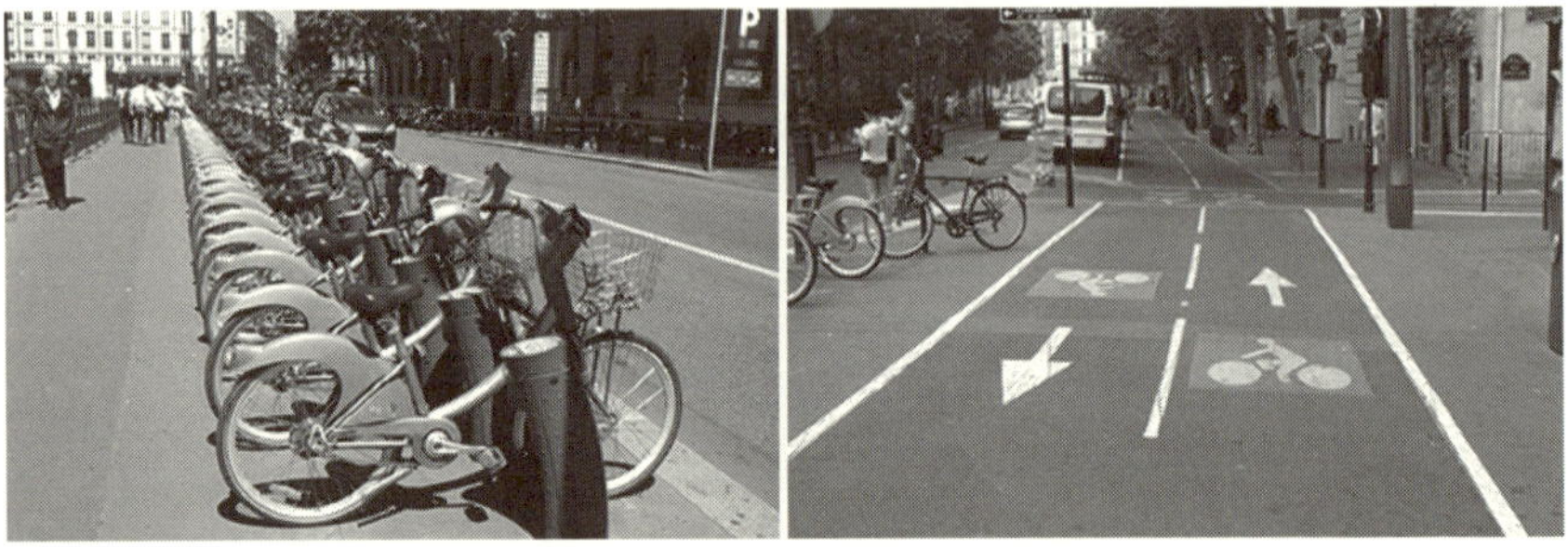

出典：「EU MAG」（http://eumag.jp/spotlight/e0813/）より引用

道路を作り、降雪地域でも真っ先に自転車道路を除雪するなど、環境汚染対策・地球温暖化対策・自動車に乗らず自然に運動する健康対策の一石三鳥となる政策を実行しています（**図30**）。

特に２００２年から欧州委員会エネルギー・運輸総局の施策「CIVITAS（City-Vitality-Sustainability/ Cleaner and Better Transport in Citiies）」がスタートし、自動車依存社会からの脱却を前提に、歩行者、自転車、公共交通、そして自動車の順で「交通の優先権」を決め、それに従って「道路空間の再配分」をするという街づくりを促進しました。その結果は、環境対策、健康維持・増進の手段としてのみならず、街の活性化にもつながっています（駐日欧州連合代表部公式マガジン EUMAG http://eumag.jp/spotlight/e0813/）。

スペイン・バルセロナ国際医療センターの研究（https://www.sciencedirect.com/science/article/pii/S0091743517304978?via% 3Dihub）で、都市の一般道路に自転車専

用レーンを設け、4人に1人が日常的な移動に自転車を使用した場合、毎年の早期死亡をロンドンで1210件、ローマで433件、バルセロナで248件減少できると推算されています。

ドイツでは、都市内移動だけではなく30km程度の都市間の移動も自転車で出来るよう高速道路に自転車専用レーンまで作っています（図31）。

図31　ドイツの自転車専用高速道路

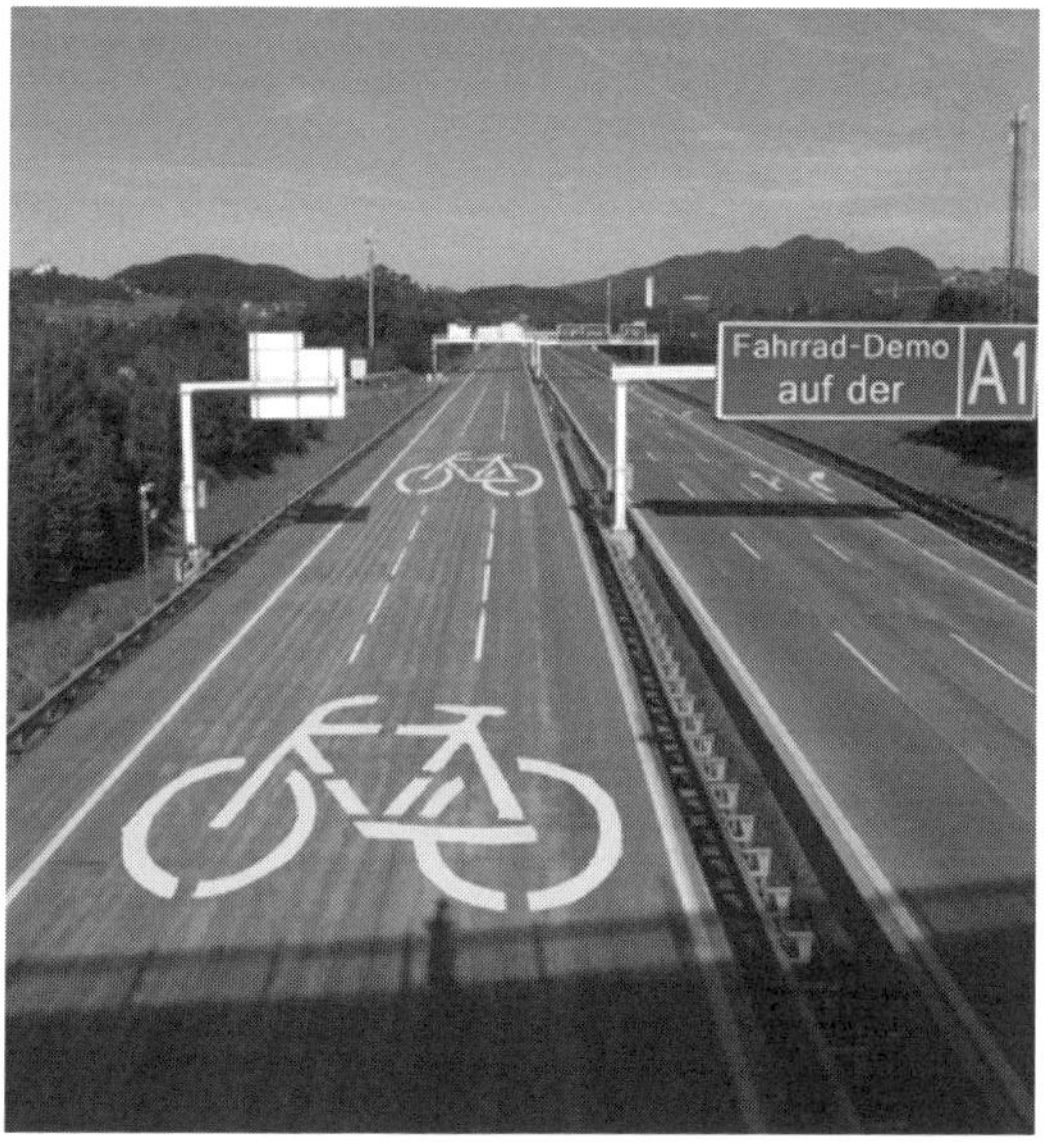

出典：https://feltf6.muragon.com/entry/257.html より引用

○環境　本書では十分触れられませんでしたが、健康にはきれいな空気や水が基本で、静かな環境等も重要です。古河鉱業足尾銅山からの排ガス・廃液（亜硫酸ガスや鉛等）による鉱毒・鉱害事件、チッソ水俣工場や昭和電工新潟工場からの廃液による水俣病（有機水銀中毒）、三井神岡鉱山からの廃液によるイタイイタイ病（カドミウム中毒）、石油コンビナートからの亜硫酸ガス等による四日市喘息などの公害は有名です。肺がん等の呼吸器疾患は喫煙以外に大気汚染も大きな原因で、空気がきれいな長野県や山梨県の肺がん死亡率（年齢調整）は大阪府や愛知県など大都市部の7～8割で、石綿（アスベスト）が原因の中皮腫死亡率（年齢調整）も同様です。また、WHOヨーロッパセンターは、基地騒音・航空機騒音や鉄道・道路騒音などの環境騒音は被害者の健康寿命を縮めるので、騒音を改善すれば西欧諸国全体で健康寿命（DALY、障害調整生命年）が睡眠妨害で約90万年、虚血性心疾患で約6万年、子どもの認知障害で4・5万年等、合せて100万年以上伸びる（騒音被害者が100万人なら平均1年以上、1000万人なら平均0・1年以上伸びる）として、環境騒音の規制強化を各国に指示しています[43]。日本でも沖縄や各地の米軍・自衛隊基地周辺で戦闘機騒音による健康被害が確認されていますが、新幹線・道路騒音も被害を受ける住民が多いため対策が求められています。

○病気と休暇　感染症対策についても日本では結核やかつてのハンセン病の誤った対策を引き継いで、症状が出たら早めに医療機関を受診し、検査で陽性なら登園・登校・出勤を停止し、検査で陰性なら特に規制も支援もしないという対策が基本です。

しかし、インフルエンザで考えてみると、子どもが熱を出すと親が有給休暇を使い仕事を休んで（有休がなければ欠勤）医療機関を受診させ、長い待ち時間の末に検査を受け、検査で陰性なら解熱剤で様子を見ましょうと処方箋をもらいます。現在のインフルエンザの迅速検査はインフルエンザの約半数を誤って陰性（インフルエンザではない）と判断してしまう精度です。今後広がるであろう新しい精密な迅速検査でも、インフルエンザの約2割を誤って陰性と判断します。また、解熱剤にはしばらく熱を下げ症状を緩和する効果がありますが、病気を改善し悪化を防ぐ効果がないばかりか、強い解熱剤には免疫反応を弱めてウィルスとの戦いを止めてしまうため、却って病気を悪化させる危険もあります。安静が必要な時期に長時間かけて受診させることは子どもに辛い思いをさせ親も大変ですし、病気を悪化させる危険のほうが大きいと思います。

これに対してEUは、子どもなど家族の病気介護の休暇制度を加盟国に指令しており、多くの国が、子どもが熱を出した時などには病院に行かず、まず親が仕事を休んで自宅で子どもを介護するよう、親に介護休暇（多くは有給）が与えられます[44]。イタリア、アイスランド、スウェーデン、フィンランド等では、家族の介護全体で年間60日以上の有給休暇が与えられています。

かつて私の友人がスウェーデン留学中に熱を出した子どもを医療機関に連れて行ったところ、「おまえは子どもを虐待するつもりか、まず自宅で安静にするのが最善の治療だろう。おまえは医者なのに日本ではそんな事も教えないのか」と叱られ、検査も薬もなしで返されたそうです。確かにインフルエンザを含む子どもの急性感染症の大半は3日間程度の安静で改善します。

インフルエンザ以上に感染力や症状が強い感染症は他にもたくさんあります。インフルエンザなど検査が出来る感染症だけ一定期間休学・休職させ、検査できない感染症は感染力や症状が強くても規制しないのは合理的ではありません。検査結果にかかわらず、発熱など感染症が疑われる症状が出たら、本人も介護者も気楽に仕事を休んで安静を保ちつつ、他人に感染させるリスクを減らすのが最も合理的です。

これらの取り組みを参考に各地の実情に合わせて、そこに住んでいるだけで健康になるように社会を健康的に改善し、国民が安心して暮らせる仕組みをつくる事が最も確実な健康法です。

図 32　事業場で導入が義務づけられているリスクアセスメント（PDCA サイクル）

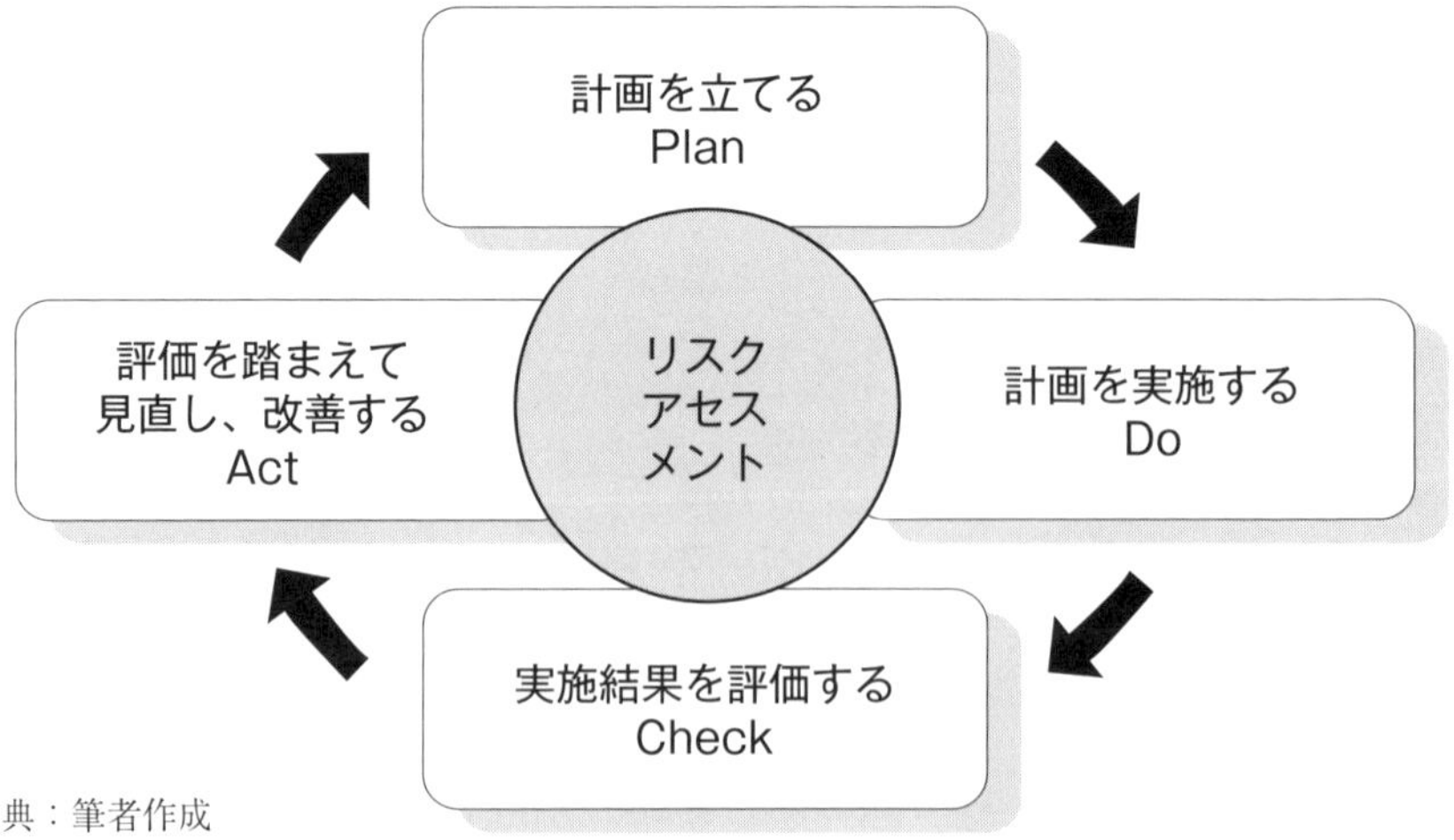

出典：筆者作成

社会を健康的に変える仕組みとして、ＥＵでは国や自治体が経済産業政策や国土開発政策などの政策決定前に健康に与える影響を評価して、政策を導入するかどうか判断する仕組み（ヘルスインパクト・アセスメント、ＨＩＡ）があり、タイなど開発途上国にも広がりつつあります。（活性化するタイの地域健康影響評価　http://www3.kumagaku.ac.jp/minamata/wp-content/uploads/2014/06/6634dadbab4feb210eb55bae23dc8fb0.pdf）

日本でも会社や団体などの事業場には、化学物質などの危険有害要因を列挙して優先度を評価し、改善する仕組み（リスクアセスメントやマネジメントシステム、**図32**）づくりが義務化されています。化学物質のリスクアセスメント実施は小規模事業場も含めて全事業場で法的義務があり、他のリスクは努力義務です。努力義務だからやらなくても良いのではありません。是非、皆さんの自治体や職場で導入して下さい。

20 社会保障のにない手の活躍と専門家の支援

第2回『厚生白書（昭和32年版）——貧困と疾病の追放』（1958年1月刊）には、「わが国における貧困の相当な部分は、広汎な不完全就業のもたらす構造的貧困によって占められている。…社会保障の主軸は、あくまでも、貧困の惨害を未然に防止すること、さらに貧困のもたらす各種の破壊的影響を制止するということにある。…社会保障は国民生活の安定策であるとともに、貧困と闘う個々人や個々の家族の努力を社会的に結集し、これを高度に効率化するための施策である。」という記述があります。そのまま今の日本社会に当てはまります。厚生労働省の職員に読んで欲しいと思います。

「ハリー・ポッター」の作者J・K・ローリングさんは、ポーランド人と結婚し子どもを出産した直後に離婚し幼子を抱えて英国に帰国しましたが、その時の寂しい気持ちと風景が魔法の国のモチーフでした。帰国後すぐに所得援助（英国の生活保護）が受給でき、エジンバラ城が見えるおしゃれなカフェに毎日に通ってハリー・ポッターを書き上げました。日本のように受給手続きが煩雑だったり、役所が生活保護の支給を渋ったり、時給の安い就労を指示していたら、あの名作は日の目を見ませんでした。ローリングさんは女性として世界2位の資産保有者になり、英国政府は毎年数十億円の税収を得る事が出来ました。

貧困と闘う人の努力を社会的に結集し職場や社会を変えるためには、にない手の活躍と専門家の支援が必要です。職場改善をハイブリッド車に例えると（図33）、始動や加速で働くモーターは事業者の宣言で、常時働く動力源のエンジンは労働者の参加です。方向を制御するハンドルを握るのが中心的にない手の安全衛生管理者・推進者・スタッフで、ナビや安全運転アシストシステムが安全衛生専門家というイメージです。自治体では更に複雑ですが、モーターが首長の宣言、エンジンは住民の参加と言いたいところですが、日本では北欧諸国のように自治体の活動に常時住民が参加し発言する仕組みがないため、自治

図33　労働安全衛生のハイブリッド車

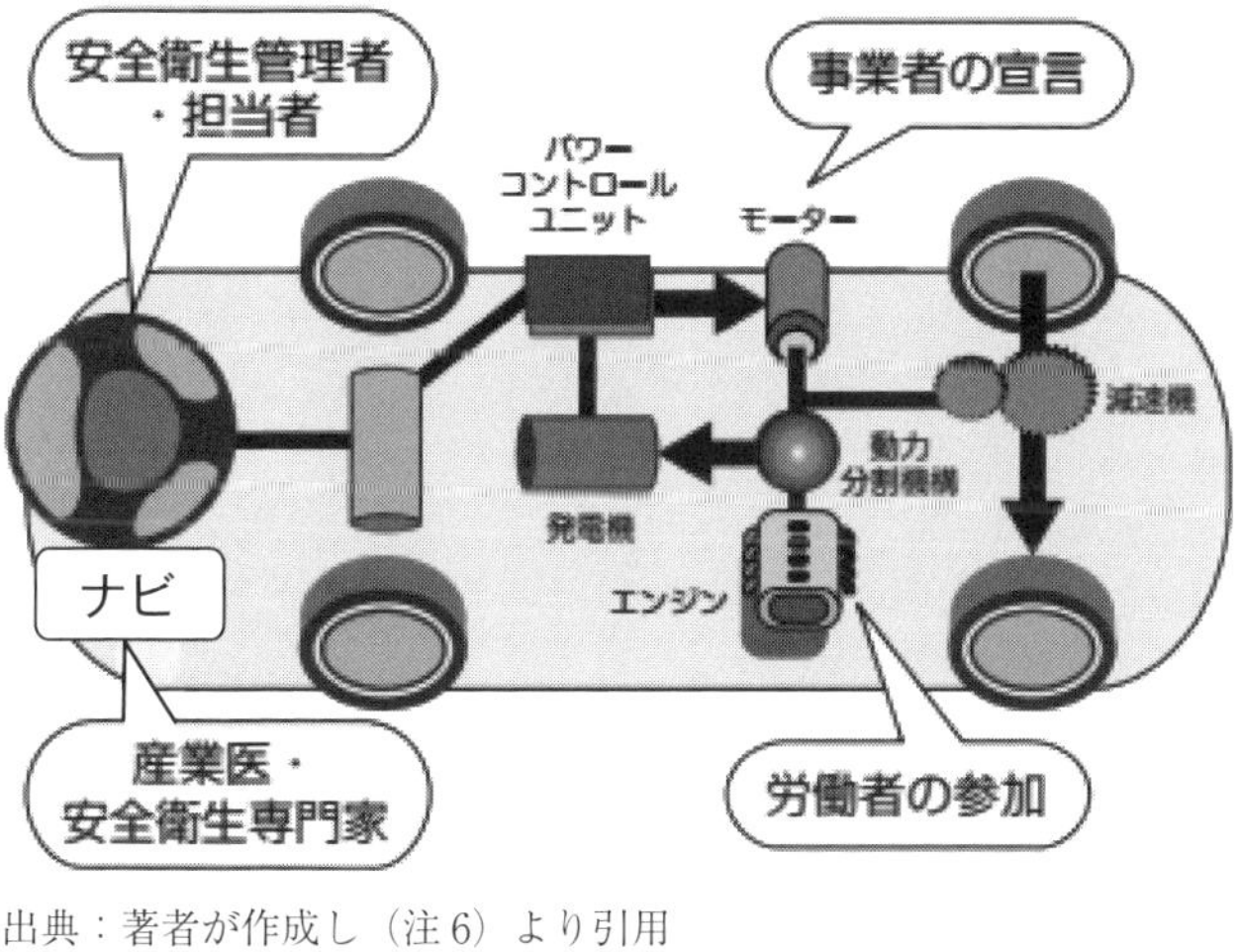

出典：著者が作成し（注6）より引用

体労働者や議会がその代弁者にならなくてはいけません。ハンドルを握るのは自治体労働者で、ナビやアシストシステムが議会と審議会などの専門家でしょうか。問題なのは、首長などが審議会に自分たちに都合の良い意見を述べる専門家を集めてしまう事です。誤って誘導してしまい、事故の元です。

会社など事業場の経営や人事管理には安全衛生管理の知識や経験が不可欠です。それがないと労働者が健康を害し、ブラック企業になり信用を失墜し、経営困難に陥ることもあります。法律で従業員50人以上の事業場では産業医と衛生管理者、10人から49人の事業場では衛生推進者の選任が義務づけられています（危険作業のある業種では安全管理者、安全推進者も必要）。衛生管理者は筆記試験で、衛生推進者は講習受講で資格が得られます。管理職や労組役員全員に衛生管理者・推進者の資格を取らせる企業や労組もあり、すぐれた取り組みとしてぜひ広めたいと思っています。

衛生管理者や衛生推進者は学校や自治体、医療や介護事業場でも必要ですが、その選任と活動は民間企業に比べて遅れています。最近になって、（公財）社会医学研究センターが東京・埼玉・石川・愛知で小規模な学校と医療・介護事業場に特化した衛生推進者選任時講習を実施しています。皆さんの職場では労働安全衛生スタッフや専門家が活躍していますか？　皆さん自身が資格を取り職場改善に取り組んでみませんか？　詳しくは、（公財）社会医学研究センター（www.shaiken.or.jp）にご相談下さい。

21 安全第一と健康経営

日本では法律（労働基準法・労働安全衛生法・労働契約法など）で事業場の安全衛生や従業員の健康管理を事業者の義務にしています。国際条約で定められた人権を守るためですが、それだけではありません。「安全第一」や「健康経営」というスローガンは有名ですが、それらは企業の社会的責任として安全や健康を大切しようと宣言する事に留まらず、安全や健康が企業の成長や存続に繋がることを示したスローガンです。

あまり知られていませんが、安全第一には品質第二、生産第三という続きがあります。「安全第一だが経営はもっと大事」ではいけないのです。人道的にいけないだけではなく、経営的にも間違いです。

１９００年当時の大企業の主流な経営理念は「生産（売り上げ）第一、品質第二、安全第三」でした。しかし、それによって各地で事故や災害が多発し品質劣化や経営危機を招きました。敬虔なクリスチャンであったゲーリー社長が米国ＵＳスチールの社長に就任後、最初は人道的動機から、今後の経営方針を「安全第一、品質第二、生産第三」に変えたところ、労働災害が減少し品質が向上し経営が改善した事から、「安全第一」は企業の

図34　1900年代初頭の安全第一（Safety First）のポスター

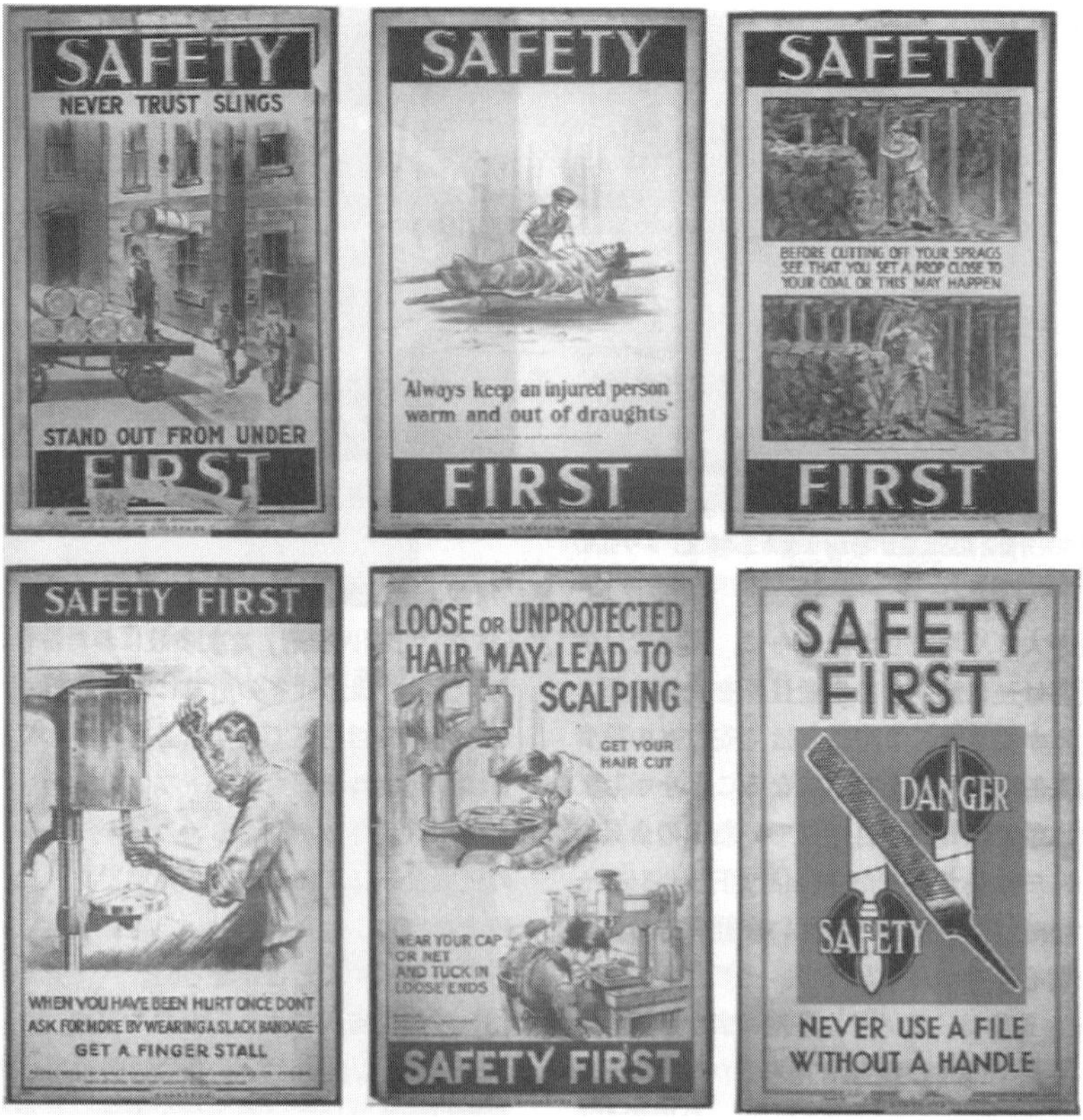
SAFETY
NEVER TRUST SLINGS
STAND OUT FROM UNDER
FIRST
SAFETY
"Always keep an injured person warm and out of draughts"
FIRST
SAFETY
BEFORE CUTTING OFF YOUR SPRAGS SEE THAT YOU SET A PROP CLOSE TO YOUR COAL OR THIS MAY HAPPEN
FIRST
SAFETY FIRST
WHEN YOU HAVE BEEN HURT ONCE DON'T ASK FOR MORE BY WEARING A SLACK BANDAGE
GET A FINGER STALL
LOOSE OR UNPROTECTED HAIR MAY LEAD TO SCALPING
GET YOUR HAIR CUT
WEAR YOUR CAP OR NET AND TUCK IN LOOSE ENDS
SAFETY FIRST
SAFETY FIRST
DANGER
SAFETY
NEVER USE A FILE WITHOUT A HANDLE

出典：中央労働災害防止協会発行「安全衛生運動史」（2011年）より引用

発展と存続をもたらす経営理念として世界中の大企業に広まったのです。

　最近でも、P・F・ドラッカーから教育を受けたポール・オニールが、1987年にアルミニウム製造の世界大手アルコア社のCEOに就任し、収益重視から「経営目標はケガ0」に転換したところ、10年あまりで労災は10分の1以下に減り、収入は10倍以上に増加しました。

　反対に、安全より生産や収入を重視したために

図 35　重大事故の背景には必ず安全より売り上げ・業績重視の経営判断がある

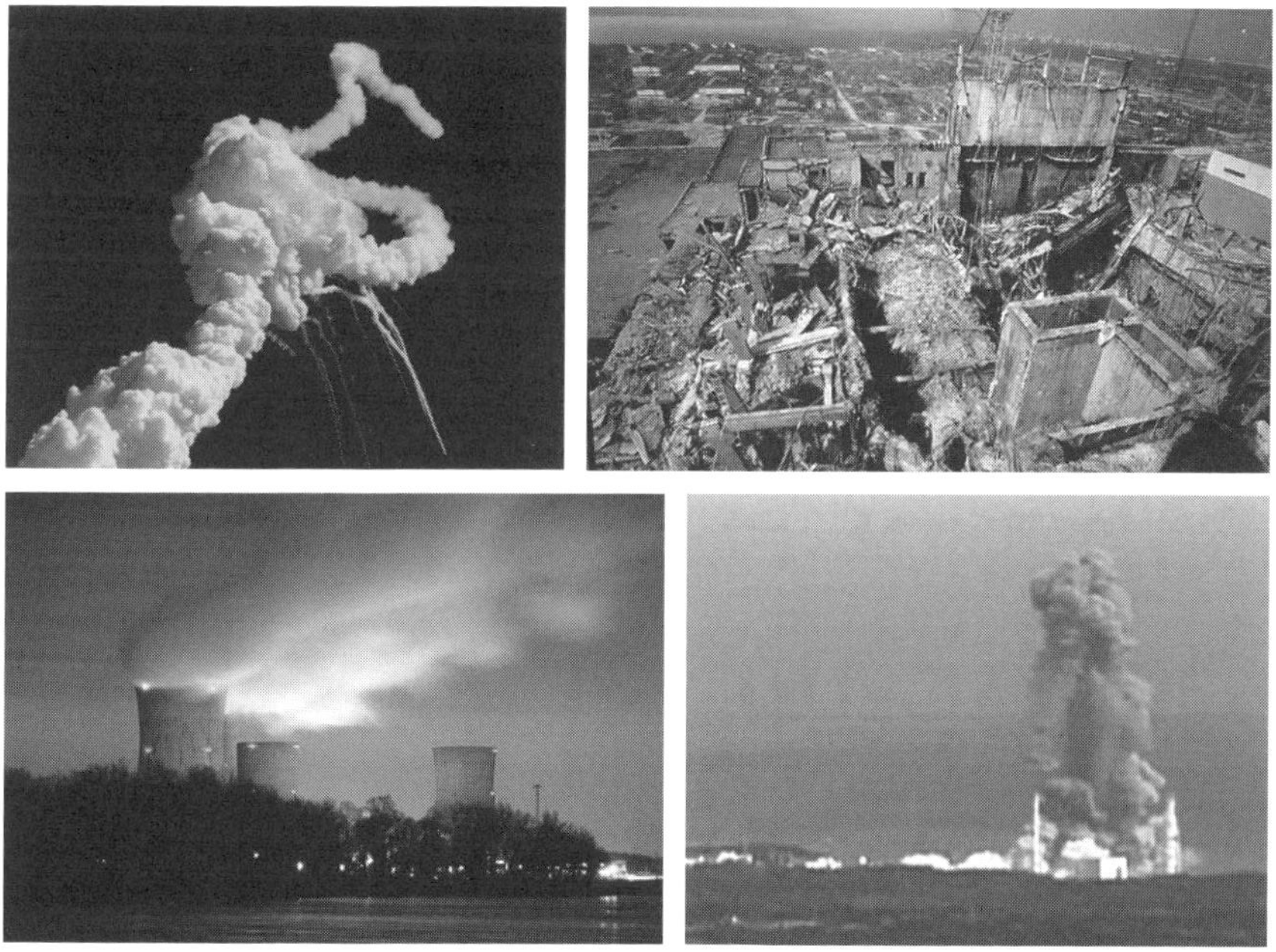

左上：スペースシャトル・チャレンジャー号爆発事故（1986 年）
右上：チェルノブイリ原発事故（1986 年）
左下：スリーマイル島原発事故（1979 年）
右下：福島第一原発事故（2011 年）

大きな事故や問題を起こし、経営に大打撃を受ける企業が相次いでいます（図35）。

これまでの安全SaftyⅠは「物事が悪い方向に向かう事が少ないこと」と定義され、人はリスクを高める要因とされてきましたが、これからの安全SaftyⅡは「多くの物事が良い方向に向かうこと」で、人はそれを行うための資源として育てることが重要とされました。問題企業では人育てを放棄した結果、重大事件が発生したのです。

民間企業では「健康経営」がブームです。財務会計の貸借対照表をまねて、健康資産の部と健康負債の部から健康純資産を計算し、健康純資産が総資産の30％以上なら健康優良企業として表彰し、マイナスなら健康債務超過企業として改善を求める仕組みです（**図36**）。ただし、健康資産の部としては健診受診率や健診結果正常者率、特定保健指導実施率や改善率など、健康負債の部としては健診未受診率や健診結果異常者率、メタボ該当者率や未治療者率、医療費などを計算しますが、これまで紹介してきたように、それらの項目の多くは真の健康と全く関係がない項目です。自殺やメンタル不調、作業関連疾患、プレゼンティズムなどの真の健康に関係がある過重労働・深夜勤務・ハラスメントを含む職場ストレス・有害環境等は全く考慮されていません。これではまやかしの健康経営です。

健康資産には、休職後復帰率、定時退社率や有休取得率、キャリアや職場の安全を向上させる研修実施や自主的職場改善活動実施、化学物質リスクアセスメント実施、有害作業場のうち作業環境測定区分1の職場割合、ストレスチェック総合健康リスク100点以下の部署割合、ストレスチェック集団分析による職場改善討議を行った職場割合などを、健康負債には、休職率、退職率、過重労働者率、有害作業場のうち作業環境測定の区分2以上か未実施の割合、ストレスチェック総合健康リスク130点以上の部署割合など職場環境・働き方や心理的リスクなど、職場のリスクを反映したバランスシートが必要であると

図 36　全国健康保険協会の健康格付型バランスシート

健康資産の部

No.	項目	健康ポイント※1	備考※2 御社の数値	備考※2 ○○業平均
健康流動資産		950		
1	健診受診率	450		
1-1	生活習慣病予防健診	400	⇧ 90%	50%
1-2	事業者健診（データ提供）		–	–
1-3	特定健診	50	⇨ 30%	20%
2	血圧の正常者率	80	⇩ 40%	60%
3	血糖の正常者率	90	⇩ 45%	60%
4	脂質の正常者率	90	⇩ 40%	70%
5	適正体重者の率	85	⇨ 50%	60%
6	非喫煙者の率	155	⇨ 50%	55%
健康固定資産		165		
7	特定保健指導	165		
7-1	非対象者の率	80	⇨ 70%	70%
7-2	改善者の率	85	⇨ 40%	35%
健康繰延資産		100		
8	特定保健指導	100		
8-1	開始者の率	100	⇧ 75%	30%
健康資産合計		1215		

健康負債の部

No.	項目	健康ポイント※1	備考※2 御社の数値	備考※2 ○○業平均
健康流動負債		210		
1	特定保健指導	60		
1-1	対象者の率	25	⇨ 30%	30%
1-2	未開始者の率	15	⇧ 25%	70%
1-3	中断者の率	20	⇧ 20%	35%
2	メタボ該当者の率	30	⇨ 30%	25%
3	非適正体重者の率	20	⇨ 50%	40%
4	入院外医療費	50	⇩ 120,000円	100,000円
5	歯科医療費	50	⇨ 17,000円	18,000円
健康固定負債		445		
6	健診未受診率	200		
6-1	生活習慣病予防健診	200	⇧ 10%	50%
7	医療機関未受診者率	85		
7-1	高血圧	30	⇨ 60%	55%
7-2	高血糖	30	⇨ 30%	30%
7-3	高脂質	25	⇨ 60%	65%
8	喫煙者の率	40	⇨ 40%	45%
9	入院医療費	120	⇩ 60,000円	50,000円
健康負債合計		655		
健康純資産		560		

※1　単位：HCS（ヘルシーズ：healthy company score）

出典：協会けんぽHPより引用。

https://www.kyoukaikenpo.or.jp/~/media/Files/tochigi/20130308hixyougikai/2014103005/%E5%81%A5%E5%BA%B7%E6%A0%BC%E4%BB%98%E5%9E%8B%E3%83%90%E3%83%A9%E3%83%B3%E3%82%B9%E3%82%B7%E3%83%BC%E3%83%88%E6%8F%90%E4%BE%9B%E3%82%B5%E3%83%B3%E3%83%97%E3%83%AB.pdf

【参考】ふつうのバランスシート（貸借対照表）

※バランスシートとは企業の財産と借金の金額を報告する表です。

資産の部		
流動資産	現金	20万円
	預金	180万円
	商品の在庫	100万円
固定資産	店や工場（不動産）	500万円
	機械（自動車なども含む）	200万円
合計		1000万円

負債の部		
流動負債	借入金	200万円
	買掛金	50万円
固定負債	長期借入金	200万円
純資産の部		
資本金		500万円
利益剰余金		50万円
合計		1000万円

※左右は一致する

思います。

自治体では、高知県庁が個人の人間ドックにまねて職場の健康度を部署毎に定期的にチェックし公表して、職場改善の優秀事例を表彰する制度「職場ドック」を始め、全国の自治体に広まっています。職場ドックは以下を実施します。
1．年度当初に各職場でリーダーを選出し、職場管理者への研修も行う。
2．職場の全員で職場の良い点と改善を要する点を洗い出し、職場討議で絞り込んで対策を検討し、「だれがいつ何をどのようにやるか」アクションプランを作る。
3．実施し、「改善事例シート」にまとめ担当部署に提出する。
4．労働安全衛生委員会で「改善事例シート」を審査し、年度末に表彰し、表彰事例をまとめた「職場改善事例集」を全部署に配布する。
学校では、文部科学省がモデル学校で「学校現場における業務改善加速のための実践研究事業」を始めています。これらも参考に、個人への指導より職場を変える事で労働者の健康を守る活動を広げたいと思います。

22 情けは人のためならず　社会の健康と自身の健康

健康を守るには社会を改善するのが大事という話をしてきました。「次世代の為には社会を良くしようと思うが、私の健康には間に合わない」とお嘆きの皆さんに朗報です。自分だけ健康になろうとして食事や運動に精を出し、サプリメントを飲みあさる健康オタクより、多くの人とつながり、他人が幸せになるために出来る事をするのが生きがいで、日々の生活に充実感を感じて良く笑っている人は、病気の有無にかかわらず長生きすることが分っています。

私の経験でも、近所に生後数ヵ月の乳児がいる母親が次の子を妊娠し、つわりがひどいために乳児を抱けないことが分かり、近所の数軒で交代に乳児を預かり子育てのお手伝いをしたことがあります。お母さんに大変喜ばれただけでなく、手伝ったほうの一人暮らしの高齢者や子育てが終わった主婦は生き生きとして若返り、子育て中の我が家では中高校生までが癒され、みんな子どもが大好きになりました。助けたつもりの側が幸せと、きっと健康ももらったと思います。乳児は今、高校生で離れたところに引っ越しましたが、時々遊びに来て、今でも私たちを癒やしてくれます。

図37　社会的なつながりが強い人ほど壮年期死亡率が低い

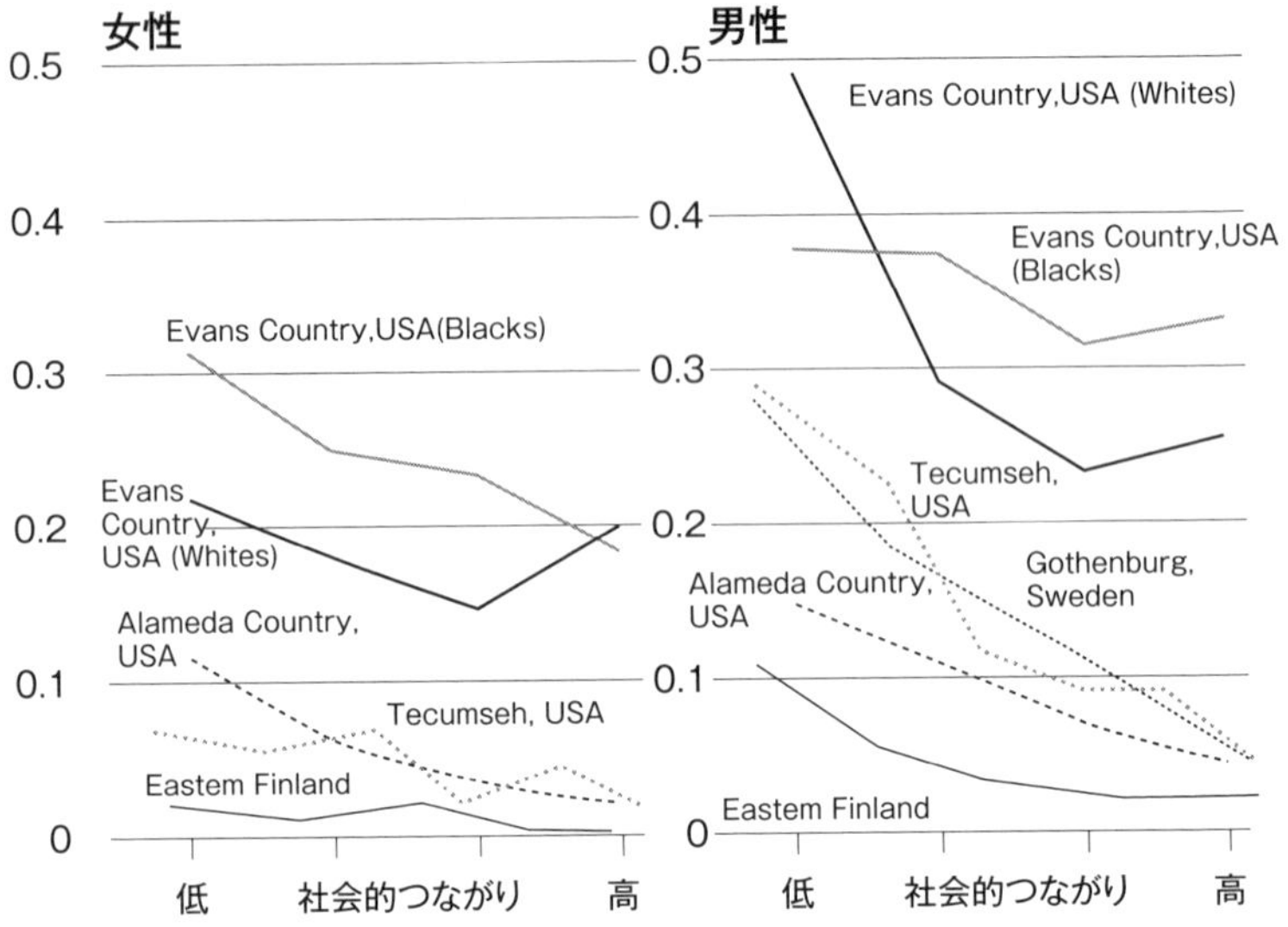

出典：（注3）の図を著者訳

図37は、男女、人種、国にかかわらず、配偶者の有無、親しい友人や親族と会う頻度、宗教や他のグループに属しているかなどの、人とつながりが強い人ほど長生きする事を示しています。私の病院ではホームレスで救急搬送されたのち生活保護を受給される方がたくさんいます。その方達の中で、ボランティアで他人のために働く喜びを見つけた方は自覚的健康観や健診結果が改善していきますが、そうした活動に参加できない方達は、引きこもり生活に近くなり、病気も改善しない事例を多く経験しています。

産業医科大・公衆衛生学の松田晋哉教授によれば、高齢化が進む鹿屋市串良町柳谷地区（やねだん）のまち・ひと・しごと創生プロジェクトや、60～79歳の高齢者が中心に農作業を行なう埼玉県上尾市の農業生産法人「ナ

図38　笑うと炎症を悪化させる免疫物質（インターロイキン - 6）が減って正常に近づく（注45）

■ 落語鑑賞で笑ったことによりインターロイキン－6の数値が低下した実験データ

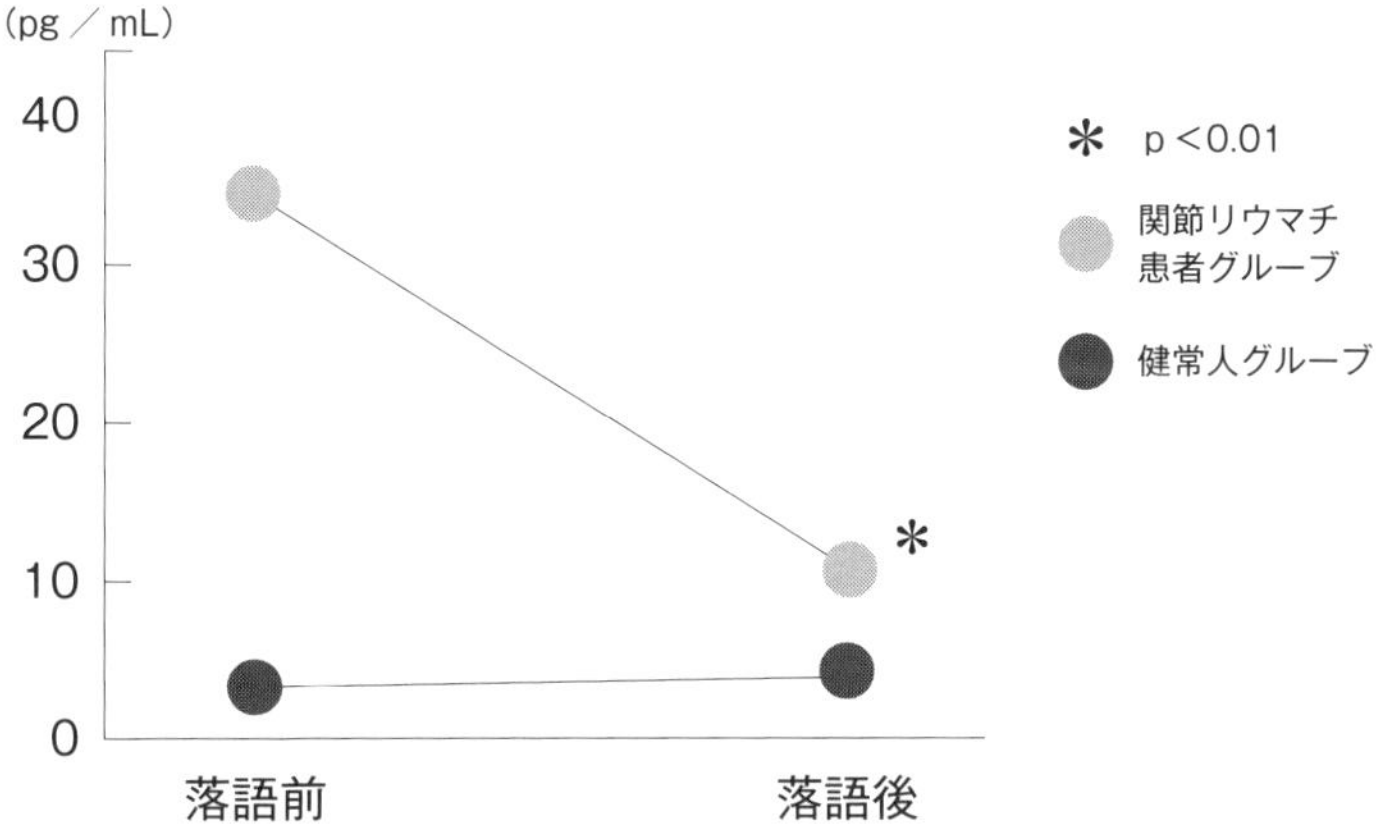

出典：「脳内リセット―笑いと涙が人生を変える」吉野槇一より

ガホリ」、産業医大の健康農業プロジェクトなどの経験では、高齢者が働くと血圧や血糖が下がり、うつや不安症状が改善します（2017年中小企業安全衛生研究会での講演より）。

高齢者が働き続けられるためには、専門技術の習得、職住近接、働ける程度の健康状態、年齢によって差別しない同一労働同一賃金の制度、高齢者でも安全快適に働ける職場環境、若者から高齢者まで相互にリスペクトし学び合う風土づくりなどが必要です。

笑うと健康になる事も分かってきました。大阪府の「笑いと健康」啓蒙冊子[45]には、笑いによってがんやウィルスに感染した細胞を攻撃するNK細胞が増加する、免疫機能が改善し、膠原病やリウマチ、アトピーなどの炎症が軽減する（**図38**）、食後の血糖値の上昇が抑えられる、脳の血流が増加するなどの健康効果が詳しく書かれています。薬や健康食品より健康に良い確かな効果が科学的に確認されています。

公民館や高齢者クラブ、健康友の会などで健康教室や健康のための様々な取り組みが行われていますが、それらの効果は限定的です。自分の健康のためだけに何かをするのではなく、生きている限り他人のために働く、何か役に立つことをすることが大切です。自分のためであれば途中で飽きたり、少し体調が悪いとやめてしまうことがあります。励ましてくれる職員はいるかも知れませんが、感謝はされません。しかし、孫のお守や農作業、あるいはボランティアなどでは飽きたから休むとか、多少体調が悪いからやめる訳にはいきません。何より世話をしている人の笑顔や作物などの成長が喜びになり、感謝もされます。

「それでも人生にイエスと言う」に引用されているヘッベルの言葉「人生それ自体が何かであるのではなく、人生は何かをする機会である」に真似て、「健康それ自体がなにかであるのではなく、健康はなにかをする機会である」と思います。

現代人の健康寿命は間違いなく人類史上最長で、日本はその中でもトップです。健康寿命の長さが人の幸せなら、今の日本人は人類史上最も幸せな人達であるはずです。しかし、国連の幸福度ランキングでは日本は50位程度で中南米諸国より下位です。子どもや青壮年期の病気や死亡は不幸の原因ですが、健康寿命のさらなる延長が幸せに繋がるとは思えません。

自分の健康だけをいくら気にしても、いつかは病や事故によりこの世と別れなければなりません。別れの時が来るまでは、他人や社会との関わりに生きがいを見つけ、日々、充実感を持って、毎日30分以上笑って暮らしましょう。こうした生き方はSOCと健康資源や社会とのつながりを豊かにし、健康への力を強めてくれます。日頃からつながりを持ち、困った時に手を差し伸ばす、自分が困った時に助けを頼むことができる人をたくさん作る関係づくりは重要な健康資源で、「情けは人の為《ため》ならず」です。

企業の経営者にも、従業員は大きな家族の一員だと考え、病気で働けなくなっても何とか職場に復帰させようとして、その人が出来る仕事を新しく作って職場復帰させる努力をしている人も少なくありません。これは、WHO／ILO合同委員会の産業保健の定義（1965年）「作業を人に、また、人を作業に適応させること」そのものです。会社も社会的責任（CSR）として、労働者を使い捨てにするのではなく、助け合う組織にしなければなりません。

労働組合や生活協同組合、農業や漁業協同組合等の協同組合はもちろん助け合い支え合う連帯組織ですが、「村」も、昔からもともとは百姓身分の人々による共同自治組織でした。欧州の「市」も共同自治組織でした。社会は元々みんなが健康で幸せになるよう助け合うためにあるんですよね。日本では中央集権化により「村」などの自治権が制限され、上からの管理組織の一部にされていますが、社会を本来の共同自治連帯組織にしていくことが「本当の健康法」です。

自分の健康だけをいくら気にしても、いつかは病や事故によりこの世と別れなければなりません。別れの時が来るまでは他人や社会との関わりに生きがいを見つけ、日々、充実感を持って、毎日30分以上笑って暮らしましょう。こうした生き方はＳＯＣと健康資源や社会とのつながりを豊かにし、健康への力を強めてくれます。日頃からつながりを持ち、困った時に手を差し伸ばす、自分が困った時に助けを頼むことができる人をたくさん作る関係づくりは重要な健康資源で、「情けは人の為ならず」です…。

謝辞

本文中に紹介した書籍や雑誌以外にも、働く者の健康についてこれまで著者が行った講義、特に、10年以上にわたって担当させていただいている金沢大学保健学類（城戸照彦教授）特別講義、保健師活動研究集会、石川県医師会認定産業医制度指定研修会の他、厚生労働省（労働局）主催の過労死対策推進シンポジウム、国土交通省運輸安全マネジメント評価（特定）研修などでの講義を基にしています。

本書で紹介した知見は、産業医や労働安全衛生コンサルタントとしての活動が基盤であることは間違いありません。様々な職場で一緒に職場改善に取り組んでいる衛生管理者・担当者や事業者、日本産業衛生学会産業医部会や、日本労働安全衛生コンサルタント会の先輩・後輩などとのこれまでの議論や助言も参考になりました。そうした活動ができたのは、病院を不在にする活動を理解し支えてくれている城北病院の医師や職員、特に健康支援センターの皆様の協力があってこそです。

これまでの講義や雑誌の記事を本にまとめないかとお誘いいただいた学習の友社には特に感謝しております。筆まめでない私にとって、このような機会がなければ、これまでの経験や考えをまとめてわかりやすくお伝えするものを作ろうとは考えませんでした。

最後に、このような本を書けるのも、この世に生まれ大病せず生きてこられたからです。私の人生を支えてくれている妻や子供夫婦たちと孫・親戚・友人たちに感謝します。これからもよろしくお願いします。私を生み育ててくれた今は亡き両親とそれにつながる人たちにも時空を超えてお礼を言いたいです。

健康に十分配慮できず、日々苦闘しながら生きているすべての人々に本書を捧げます。

【参考文献】

（本文も含め、インターネット上の文献・資料の参照は２０１８年1月31日です）

（1）マイケル・マーモット『健康格差 不平等な世界への挑戦』栗林寛幸監訳，日本評論社，２０１７．

（2）ＮＨＫスペシャル取材班『健康格差　あなたの寿命は社会が決める』講談社新書，２０１７．

（3）Richard Wilkinson and Michael Marmot「健康の社会的決定要因 確かな事実の探求　第二版」ＷＨＯ健康都市研究協力センター，日本健康都市学会訳，健康都市推進会議，２００４．
（http://www.tmd.ac.jp/med/hlth/whocc/pdf/solidfacts2nd.pdf）

（4）服部真『メタボより怖い「メチャド」ってな～に？』あけび書房，２００８．

（5）服部真『ＰＨＮブックレット８「健康社会づくりの担い手になろう」』萌文社，２００９．

（6）服部真，連載　働くあなたの健康法1～12，月刊『学習の友』，２０１７年1～12月号．

（7）服部真，特集　不健康の社会的要因と責任の所在「労働者を取り巻く不健康の社会的要因」『月刊保団連』2017.no.12：p.16-21.

（8）服部真，特集「自治体のストレスチェック制度と保健師の役割」概論「ストレスチェック制度を活用した職場改善」『地域保健』2017.no.7.

（9）内閣府『平成29年度版　高齢社会白書』第1章 高齢化の状況（第1節1），２０１７．
（http://www8.cao.go.jp/kourei/whitepaper/w-2017/html/zenbun/s1_1_1.html）

（10）内閣府『平成29年度　少子化社会対策白書　概要版』第1部第1章 少子化をめぐる現状，（２０１７）
（http://www8.cao.go.jp/shoushi/shoushika/whitepaper/measures/w 2017/29pdfgaiyoh/pdf/s1-1.pdf ）

（11）（公社）経済同友会「子どもの貧困・機会格差の根本的な解決に向けて―未来への投資による真の総活躍社会の実現―」２０１７年３月30日
（www8.cao.go.jp/kodomonohinkon/enmusubi/pdf/s3.pdf）

（12）厚生労働省「平成25年国民生活基礎調査 結果の概況」（２０１４）

(http://www.mhlw.go.jp/toukei/saikin/hw/k-tyosa/k-tyosa13/dl/16.pdf)

(13) 滋賀医科大学社会医学講座公衆衛生学部門「NIPPON DATA 80/90 健康教育に使える資料」2018.（https://hs-web.shiga-med.ac.jp/Nippondata/NIPPONDATA80_90/kyouzai/kyouzai.html）

(14) R Sakata, P McGale, et al. Impact of smoking on mortality and life expectancy in Japanese smokers: a prospective cohort study. BMJ 2012; 345:e7093.（https://www.bmj.com/content/bmj/345/bmj.e7093.full.pdf）

(15) Raj Chetty, et al. The association between income and life expectancy in the United States, 2001-2014. JAMA 2016; 315(16):1750-1766.（https://jamanetwork.com/journals/jama/article-abstract/2513561）

(16) Leinsalu M, et al. Estonia 1989-2000: enormous increase in mortality differences by education. Int J Epidemiol 2003; 32(6): 1081-7.（https://www.ncbi.nlm.nih.gov/pubmed/14681279）

(17) Tanaka H, Toyokawa S, et al. Changes in mortality inequalities across occupations in Japan: a national register based study of absolute and relative measures, 1980-2010. BMJ Open 2017; 7: e015764.（http://bmjopen.bmj.com/content/bmjopen/7/9/e015764.full.pdf）

(18) 高橋正也．眠気と交通安全．『国際交通安全学会誌』2010; 35(1): 14-21.
（http://www.iatss.or.jp/common/pdf/publication/iatss-review/35-1-02.pdf）

(19) Johnson PM, Kenny PJ. Dopamine D2 receptors in addiction-like reward dysfunction and compulsive eating in obese rats. Nat Neurosci 2010; 13(5): 635-41.（https://www.ncbi.nlm.nih.gov/pubmed/20348917）

(20) Mark Pereira, Alex I. Kartashov, et al. Fast-food habits, weight gain, and insulin resistance（The CARDIA Study）: 15-year prospective analysis. The Lancet 2005; 365(1): 36-42.
（http://ibis.geog.ubc.ca/courses/geob370/students/class10/ddchan/www/images/docs/Pereira.pdf）

(21) World Health Organization Regional Office for Europe. “Tackling food marketing to children in a digital world: trans-disciplinary perspectives” 2016.

（http://www.euro.who.int/_data/assets/pdf_file/0017/322226/Tackling-food-marketing-children-digital-world-trans-disciplinary-perspectives-en.pdf）
(22) 労働安全衛生総合研究所『長時間労働者の健康ガイド』（２０１２）（https://www.jniosh.go.jp/publication/doc/houkoku/2012_01/Health_Problems_due_to_Long_Working_Hours.pdf）
(23) 莇也寸志ら「40歳以下２型糖尿病の多施設調査」『糖尿病』2016; 59(2): 95-104
(24) Takeuchi et al. Long working hours and pregnancy complications: women physicians survey in Japan. BMC Pregnancy and Childbirth 2014; 14: 245. （https://bmcpregnancychildbirth.biomedcentral.com/articles/10.1186/1471-2393-14-245）
(25) 上島弘嗣「わが国の循環器疾患とその危険因子の動向」厚生労働省検討会資料（２０１３）（http://www.env.go.jp/council/former2013/07air/y078-04/mat01_1.pdf）
(26) 厚生労働省保険局医療介護連携政策課「地域・職域における健康づくり」２０１５年10月16日（http://www.mhlw.go.jp/file/05-Shingikai-10901000-Kenkoukyoku-Soumuka/0000102491.pdf）
(27) 国立がん研究センター　予防研究グループ「現在までの成果」（http://epi.ncc.go.jp/can_prev/evaluation/2830.html）
(28) Hales CN, Barker DJP. The thrifty phenotype hypothesis: Type 2 diabetes. British Medical Bulletin, 60, Issue 1, 2001.（http://bmb.oxfordjournals.org/content/60/1/5.long）
(29) 中山健夫「健診・保健指導の有効性に関する考察」『日本循環器病予防学会誌』2007;42:124-128.（https://www.jstage.jst.go.jp/article/jjcdp2001/42/2/42_2_124/_pdf）
(30) Torben J?rgensen, Rikke Kart Jacobsen. Effect of screening and lifestyle counselling on incidence of ischaemic heart disease in general population: Inter99 randomised trial. BMJ 2014;348:g3617（http://www.bmj.com/content/348/bmj.g3617）
(31) 鈴木一夫「脳卒中発症登録から見たこれからの予防対策への提案」『日本循環器病予防学会誌』1997; 32(2):

181-187.（https://www.jstage.jst.go.jp/article/jjcdp1974/32/2/32_2_181/_pdf）
（32）小田切陽一「自殺統計を読み解く～勤労者層に焦点をあてて～」第60回日本産業衛生学会北陸甲信越地方会総会（２０１７・10・15）抄録集
（33）経済産業省商務情報政策局「健康経営の推進に向けた取組」（www.meti.go.jp/policy/mono_info_service/healthcare/yuuryouhoujin.pptx）
（34）地方公務員安全衛生推進協会「公務災害の現況～平成26年度認定分～（２０１４）」（http://www.jalsha.or.jp/wordpress/wp-content/uploads/2016/04/27genkyou_full.pdf）
（35）下内 昭ら「大阪市における看護師結核患者発症状況の検討」『結核』2007; 82(9): 697-703.（https://www.jstage.jst.go.jp/ article/kekkaku1923/82/9/82_9_697/_article/-char/ja/）
（36）多田富雄『寡黙なる巨人』集英社．２００７．
（37）V・E・フランクル．『それでも人生にイエスと言う』山田邦男，松田美佳訳．春秋社．１９９３．
（38）V・E・フランクル．『夜と霧：ドイツ強制収容所の記録』霜山徳爾訳．みすず書房．１９８５．（池田香代子訳，２００２年もあります）
（39）アーロン・アントノフスキー『健康の謎を解く：ストレス対処と健康保持のメカニズム』山崎喜比古，吉井清子監訳．有信堂．２００１．
（40）吉野源三郎『漫画 君たちはどう生きるか』マガジンハウス．２０１７．
（41）デヴィッド スタックラー，サンジェイ バス『経済政策で人は死ぬか？：公衆衛生学から見た不況対策』橘明美訳．草思社．２０１４．
（42）Heikki Karppanen, Eero Mervaala. Sodium intake and hypertension. Progress in Cardiovascular Diseases 2006; 49(2): 59-75.（http://citeseerx.ist.psu.edu/viewdoc/download?doi=10.1.1.461.7839&rep=rep1&type=pdf）
（43）The WHO European Centre for Environment and Health, Bonn Office. Burden of disease from

environmental noise　Quantification of healthy life years lost in Europe: 2011（http://www.euro.who.int/__data/assets/pdf_file/0008/136466/e94888.pdf）

（44）山崎隆志「主要国における仕事と育児の両立支援策：出産・育児・看護休暇を中心に」『少子化・高齢化とその対策：総合調査報告書』国立国会図書館調査及び立法考査局．２００５．（http://www.ndl.go.jp/jp/diet/publication/document/2005/200502/2.pdf）

（45）大阪府．笑いと健康啓発冊子『大阪発笑いのススメ：意外と知らない笑いの効用』大阪府生活文化部．２００６．（http://www.pref.osaka.lg.jp/attach/4002/00029624/waraisasshi.pdf）

【著者プロフィール】

服部　真（はっとり・まこと）産業医、労働衛生コンサルタント

1954 年生まれ

金沢大学医学部卒（医学博士）

国立公衆衛生院（現・保健医療科学院）研究過程卒

［現在］

（公社）石川勤労者医療協会金沢城北病院・健康支援センター所長

（一社）日本労働安全衛生コンサルタント会・常任理事

（公財）社会医学研究センター・理事

石川県保険医協会・理事

（公社）日本産業衛生学会産業医部会・幹事

［所属学会］

日本産業衛生学会、中小企業安全衛生研究会、産業疲労研究会、

日本公衆衛生学会、日本社会医学会、日本循環器病予防学会

［著書、論文など］

『メタボより怖い「メチャド」ってな〜に？』あけび書房、2008 年

『健康社会づくりの担い手になろう』萌文社、2009 年

「働くあなたの健康法」月刊『学習の友』2017 年 1 〜 12 月号連載

『健康格差』（共訳）マイケル・マーモット著、栗林寛幸 監訳、日本評論社、2017 年

イラスト　　　岡田しおり

デザイン協力　かんきょう MOVE

働く人のほんとうの健康法——世直し活動は健康にも最高——

発行　2018 年 10 月 31 日　初　版　　　定価はカバーに表示

著者　　服部　真

発行所　学習の友社

〒 113-0034　東京都文京区湯島 2-4-4

TEL 03（5842）5641　FAX 03（5842）5645

郵便振替　00100-6-179157

印刷所　　モリモト印刷株式会社

落丁・乱丁がありましたらお取り替えいたします。

ISBN 978-4-7617-0710-1 C0036